肺癌防治超图解

[日] 坪井正博　主编

孟宇乐　译

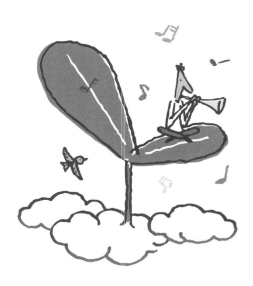

中国纺织出版社有限公司

图书在版编目（CIP）数据

肺癌防治超图解 / (日) 坪井正博主编; 孟宇乐译
. -- 北京：中国纺织出版社有限公司, 2023.3
　ISBN 978-7-5229-0186-2

　Ⅰ . ①肺⋯ 　Ⅱ . ①坪⋯ ②孟⋯ 　Ⅲ . ①肺癌—防治
Ⅳ . ①R734.2

中国版本图书馆CIP数据核字（2022）第251820号

SAISHIN HAIGAN CHIRYO

Supervised by Masahiro Tsuboi

Copyright © SHUFU TO SEIKATSU SHA CO.,LTD., 2017

All rights reserved.

Original Japanese edition published by SHUFU TO SEIKATSU SHA CO.,LTD.

Simplified Chinese translation copyright © 202* by China Textile & Apparel Press
This Simplified Chinese edition published by arrangement with SHUFU TO SEIKATSU
SHA CO.,LTD., Tokyo, through HonnoKizuna, Inc., Tokyo, and Shinwon Agency Co.
Beijing Representative Office, Beijing

本书中文简体版经 SHUFU TO SEIKATSU SHA CO.,LTD. 授权，由中国纺织出版社
有限公司独家出版发行。

本书内容未经出版者书面许可，不得以任何方式或任何手段复制、转载或刊登。

著作权合同登记号：图字：01-2022-3340

责任编辑：傅保娣　　责任校对：高　涵　　责任印制：王艳丽

中国纺织出版社有限公司出版发行

地址：北京市朝阳区百子湾东里 A407 号楼　邮政编码：100124

销售电话：010—67004422　传真：010—87155801

http://www.c-textilep.com

中国纺织出版社天猫旗舰店

官方微博 http://weibo.com/2119887771

天津千鹤文化传播有限公司印刷　各地新华书店经销

2023 年 3 月第 1 版第 1 次印刷

开本：880 × 1230　1/32　印张：5

字数：138 千字　定价：39.80 元

前 言

　　时至进入老龄化社会的今日，癌症已经成为人们身边常见的疾病。癌症比高血压和糖尿病更加常见，成为"谁都有可能得的疾病"，在日本每2人中就有1人患癌。

　　在所有癌症中，肺癌的治疗难度较大。但是，如果能在早期发现的话，肺癌是可以通过手术治愈的。现在，CT检查代替胸部X线检查不断普及，治疗情况已经慢慢发生了变化。早期发现，并且通过手术等方式治愈的人在不断增加。首先，想让你了解的是，肺癌是一种任何人都有可能得的常见疾病，如果能够早期发现的话也相对容易治疗。

　　即便发现时已是肺癌晚期，目前也有很多治疗有效的药物。在报纸上热议的免疫检查点抑制剂就是其中的一种。对于使用传统的抗癌药治疗无效的患者来说，给予新药治疗有延长寿命的可能性。

　　想要获得好的治疗效果，患者本人的信念非常重要。患者要有"无论如何都想治好"的信念，或是有"尽可能延长生存时间"的愿望。在临床上会有一种现象，心态越积极向上的人，越能通过治疗延长寿命，健康地生活。

　　不要因为被诊断为肺癌而感到绝望，要心怀"想要活得更久，想要做这些""想和家人一起过上幸福的生活"这些强烈的愿望。这种愿望，可以让你活得更久。

　　为了治疗成功，还有另外一项必要的条件，即具备与自己疾病及治疗相关的正确知识。治疗的主角是患者本人。我们会尽力帮助患者过上他（她）所期望的人生，实现生病后所希望的生活方式。在了解疾病和

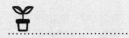

治疗方法的基础上，与主治医生认真商量后，选择你认为最合适的治疗方法。即使十分信赖主治医生，想要将一切全部交给医生决定，如果具备正确的知识，也可以让自己在治疗后过上更好的生活。

《肺癌防治超图解》尽可能地为大家介绍肺癌最新治疗的相关信息，以及"都有什么样的手术方式""治疗药物有什么种类，容易引起什么样的不良反应"等内容。希望本书能够帮助肺癌患者选择自己可以接受的治疗方法，事后能够感觉到"幸好选择了这种治疗方法"。那么，将你自己的想法清晰地告知主治医生吧。

衷心地希望肺癌患者通过阅读本书可以过上更好的生活。

日本国立癌症研究中心东医院呼吸外科主任

坪井正博

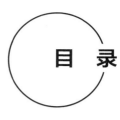

目 录

第**5**章　**如何面对肺癌的复发和进展** ·········· **127**

本书刊载的信息是截止到 2017 年 6 月的数据。标准治疗、药物治疗等相关信息会
不断发生变化，因此要向主治医生认真确认后，再接受治疗。

如果被诊断为肺癌，首先应该了解的事情

　　确诊肺癌后，会因为"没想到自己得了癌症"这样的打击以及对今后的担心，导致大脑无法进行思考。等到心情稍微平复下来以后，要正确了解一下自己的病情，和主治医生商量今后的治疗方法。相信一定会找到有希望的治疗方法。

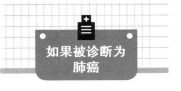
这是一个能够自己选择如何治疗的时代

> 现在是患者可以自己选择如何治疗的时代。为了患者术后能按自己所期望的生活方式度过一生，医疗团队会全力配合。

治疗不仅是医生的事情，也与你息息相关

在癌症还是不治之症的时代，医生只会将患者得了癌症这件事告诉其家属，而患者家属则会想方设法地向患者隐瞒所患疾病。因为得了癌症，相当于宣告死亡。

但是现在情况不同了。癌症的治疗方法发生了巨大的进步。很多人能够完全治愈癌症回归社会，或者很好地控制病情，活到与原本寿命接近的年龄。医生也会支持患者的选择，肩负起支持患者人生的重担。

对于"想要怎样活"，有治疗的答案

被确诊为癌症的当下，请认真考虑一下，今后的人生想要怎样度过。医生会根据患者的意愿，全力进行治疗。对于处在比较早期的癌症来说，如果患者"无论如何都要治愈癌症，过上想象中的老年生活"的信念比较强烈的话，可以给予手术治疗或放射治疗（简称放疗）；如果患者想要维持现状，尽可能地延长生存时间，则可以给予药物治疗或姑息治疗（对症治疗）。首先考虑患者的意愿，然后与主治医生认真商量选择哪种治疗最好。

尽可能地延长舒适生活的时间

想要自己决定哪种治疗方法对自己更好，认真过好理想的生活，就需要了解癌症相关知识。从下一页开始，来加深一下对肺癌及其应对方式的了解。通过第2章大家可以详细地了解肺癌各种治疗方法的具体内容及其优缺点。

不论选择哪种治疗方式，都要遵循"尽可能地延长舒适生活的时间"这一原则。满怀希望，去面对接下来的治疗吧。

医护人员会帮助你过上你所期望的生活

如果能在门诊进行治疗，可以让你继续现在的生活

根据症状，通过药物治疗等方式来应对？

想要再活 10 年，享受儿孙满堂的晚年生活

通过手术治愈癌症？

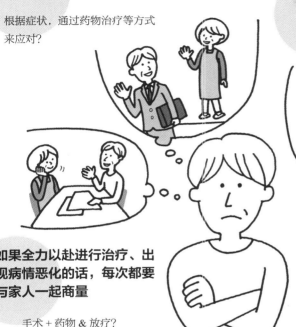

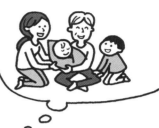

如果全力以赴进行治疗、出现病情恶化的话，每次都要与家人一起商量

手术 + 药物 & 放疗？

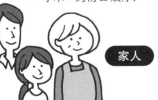

家人

你

由于被诊断为癌症而受到打击，经常会让人变得暂时无法进行思考。等到心情稍微平复之后，认真地考虑一下今后的生活该怎样度过。治疗癌症的医护人员作为一个团队，来支持患者的选择

为治疗及生存方式提供帮助

癌症治疗团队

心理医生

护士

医疗社会工作者

药剂师

社会劳工法律专家

姑息治疗科医生

胸外科医生

肿瘤心理医生

呼吸内科医生

放射科医生

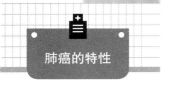

发展速度较快，大多发现时已是晚期

为了能够选择对你来说最佳的治疗方法，过上你所期望的生活，来了解一下肺癌的特性。

男性中每10人就有1人罹患肺癌

现在日本人中每2人就有1人患癌。被称为"不治之症"的癌症，现在也是一种比较常见的疾病。随着年龄的增长，人体细胞受损，导致遗传基因发生错误。免疫功能也会变差。平均寿命如果延长的话，患癌的风险也会增加。

据统计，男性中每10人有1人、女性中每21人有1人会罹患肺癌。因此，希望你知道，肺癌是一种比较常见的疾病。

越是疾病早期，治愈的希望就越大

如果是早期肺癌，治疗并不难。如果能够通过手术将病灶切除的话，大多数情况下是可以治愈。但是一旦病情较为严重，就难以通过手术治愈，必须通过药物或放疗进行治疗。

肺癌不发展到晚期很难出现症状，一般的健康体检也很难发现，疾病会在没有被发觉的情况下不断加重，因此也会增加治疗难度。比起其他癌症，肺癌的治疗效果较差，也是这个原因。

肺癌很难在早期发现，这也是其容易加重恶化的原因

很难仅通过体检发现

想要在早期发现肺癌，胸部 CT 最有帮助。但是一般的体检不包含胸部 CT，仅仅做胸部 X 检查，所以很难在早期发现肺癌。

早期没有自觉症状

大多数情况下，肺癌如果病情不加重，就几乎没有症状。患者经常会出现咳嗽、咳痰等非特异性的症状。因此，很多人没有前往医院就诊，最终导致病情加重。

不同部位癌症的罹患率

患肺癌的人数每年都在增长，现在是排名第 3 位的恶性肿瘤。常见于 60~90 岁的高龄患者

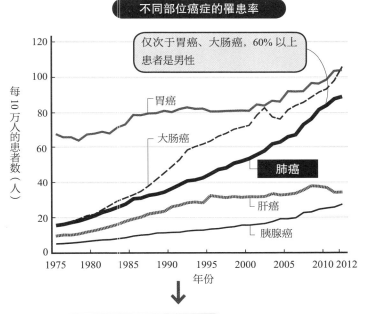

仅次于胃癌、大肠癌，60% 以上患者是男性

胃癌

大肠癌

肺癌

肝癌

胰腺癌

每 10 万人的患者数（人）

年份

不同部位癌症的 5 年生存率

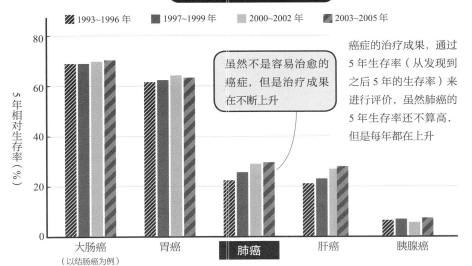

1993~1996 年　1997~1999 年　2000~2002 年　2003~2005 年

5 年相对生存率（%）

虽然不是容易治愈的癌症，但是治疗成果在不断上升

癌症的治疗成果，通过 5 年生存率（从发现到之后 5 年的生存率）来进行评价，虽然肺癌的 5 年生存率还不算高，但是每年都在上升

大肠癌（以结肠癌为例）　胃癌　**肺癌**　肝癌　胰腺癌

（引自日本国立癌症研究中心癌症信息服务《癌症登记·统计》2017 年）

第 1 章　如果被诊断为肺癌，首先应该了解的事情　5

开始没有症状，随着病情进展会出现疼痛等症状

几乎所有人被确诊为肺癌时，没有任何症状。因此，事先了解疾病进展之后会出现什么样的症状是非常重要的。

肺癌进展到晚期之前，只有类似感冒的症状

初期

肺癌的特征之一是几乎没有什么症状。即便有，也是类似感冒的症状，很难发现是癌症

大多是在没有症状的情况下发现的

虽然只要定期做胸部 CT 检查就能发现，但是大多数人是因为其他疾病去医院检查或体检时被确诊为肺癌

咳嗽

虽然会出现咳嗽的症状，但是如果患者吸烟的话，平时就非常容易咳嗽，很难意识到有异常。而且有时候会与哮喘的症状相混淆

没有症状，疑似后确诊

在大多数情况下，即使罹患肺癌，也没有自觉症状。因为肺部没有能感觉到疼痛的神经，所以即便肿瘤增大，也很难感觉到。

即使出现症状，也只是咳嗽、咳痰等与感冒类似的症状。因此，很多人会因为其他疾病做CT检查时偶然发现肺癌。通过胸部CT发现疑似癌症的时候，要经过进一步详细的检查最终确诊。

癌细胞扩散至肺的周围后，还会出现胸部及肩部疼痛

肺癌进入晚期后，痰液会堵在支气管内，还会出现疼痛的症状。呼吸道堵塞后会出现突发的呼吸困难。

咳痰及疼痛等症状与癌症的位置有关。癌症位于肺门时，会压迫主支气管，因此很容易出现症状。有的患者在早期就会出现血痰的症状。

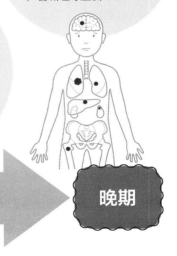

胸痛

癌细胞扩散至覆盖在肺部表面的胸膜后，胸部就会出现类似于牵扯状的疼痛。肋骨也会出现疼痛的症状。当胸膜及肺部之间出现积液时，肩膀会感觉到酸痛

全身疼痛

骨及大脑有能够感觉到疼痛的神经，因此癌细胞转移后会让人感觉到疼痛。如果癌细胞在喉咙或食管周围扩散的话，就会出现吞咽困难、声音嘶哑等症状

咳痰

病情发展后，会出现咳痰多、像有东西粘在嗓子上似的感觉。特别是对于吸烟的人来说，痰液会淤积。癌症位于肺门时，呼吸时会发出"biu～biu～"的声音

呼吸困难

当癌症位于肺门时容易发生呼吸困难。痰堵在支气管内，空气无法进入单侧肺内

晚期

随着病情的发展，癌细胞扩散至覆盖在肺部表面的胸膜之上，或转移至肺以外的部位时，就会清晰地感觉到疼痛。

但是这些症状可以通过药物控制，因此即便到了晚期，也能通过药物控制这些症状，让自己过得舒服一些。

肺是血流的中心，肺癌容易转移至其他脏器

> 考虑治疗方法时，需要了解肺的结构和功能。肺与血液循环相关，因此癌细胞会随着血流扩散到全身。

向心脏输送血液，随后血液输送至全身

当出现症状时，癌症已经进展，肿瘤体积也已经变大。癌细胞也会从肺向其他脏器转移。肺与心脏一样，是处于血液循环中心的脏器。因此，癌细胞会随着血液到达其他脏器，这种现象被称为转移。而且癌细胞还会扩散至肺附近的淋巴结，随后向全身转移。

血液流过肺及心脏，输送至全身

在体内循环的血液，会从心脏流入肺。在肺内吸收了氧气之后，再返回心脏，再次将氧气输送至全身。因此，肺部的癌细胞容易随着血液，转移至其他各个脏器

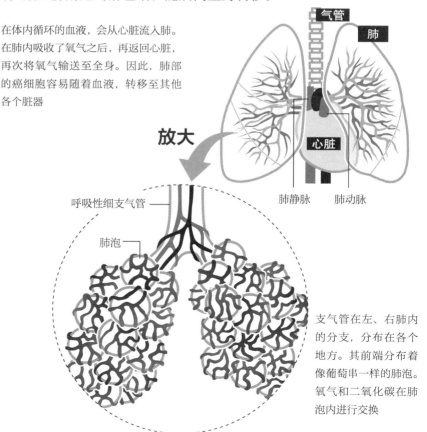

气管

肺

心脏

放大

肺静脉　　肺动脉

呼吸性细支气管

肺泡

支气管在左、右肺内的分支，分布在各个地方。其前端分布着像葡萄串一样的肺泡。氧气和二氧化碳在肺泡内进行交换

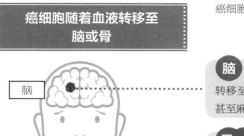

癌细胞可能会从肺的原发病灶转移

癌细胞随着血液转移至脑或骨

脑

肺癌（原发灶）

肝

肾上腺

骨

脑 转移

转移至脑后，会出现头痛、恶心、行走障碍，甚至麻痹的症状

另一侧肺 转移

无论出现在左或右哪一侧，都很容易转移至另外一侧肺

肝 转移

肝除了血流较为丰富之外，与肺的距离也比较近，是肺癌最容易转移的部位之一

肾上腺 转移

癌细胞转移至位于肾上面的肾上腺后，会出现激素分泌过多或过少的情况

骨 转移

随着血流转移至脊椎、骨盆、股关节、股骨、膝关节等部位

肺癌发展至晚期，癌细胞会转移至全身

当肺癌发展到晚期时，比较容易发生转移，一般来说就无法进行手术了。因为即使通过手术切除了转移病灶，癌细胞也会残留在血管或淋巴管等。

这时需要通过药物治疗或放疗来缩小癌症病灶。现在，治疗方法在不断进步，选择也多了起来。有很多患者在继续工作和生活的同时，在门诊治疗肺癌。即便无法痊愈，也要尽量延长自己所期望的生活的时间。不仅要抗击癌症，也要试着与癌症和平共处。

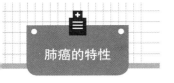

药物的选择在增多，治疗成果也在不断进步

> 肺癌进展到某个阶段后，就不是一种容易治疗的癌症了。即便如此，治疗方法确实也在进步，可以使用免疫治疗的新药。

早期肺癌，手术后可以维持现在的生活状态

与其他癌症相比，肺癌不是"容易治疗的癌症"。但是治疗成果每年都在进步。肺癌的基础治疗方法是通过手术切除病灶。如果是早期的话，就可以通过手术将病灶完全切除。手术的技术在不断进步，可以根据症状选择治疗方案。现在尽可能保留呼吸功能的方法也已经普及，参见第52页。

近年来放疗技术也取得了很大的进步，有些肺癌放疗可以起到和手术相同的疗效。

即便肿瘤体积较大也能进行手术，不要放弃治疗

肺左、右各有一个，即便切除了一个肺叶或一侧肺，也可以维持呼吸功能。如果病灶位于单侧肺叶的话，即便体积较大，也有治愈的可能。

当癌细胞转移至其他部位时，就无法通过手术将其切除了。即便如此，也能通过药物治疗或放疗等治疗方式来缩小癌症病灶。癌症病灶体积变小后，就有了手术切除的可能。

免疫治疗的药物已面世，即便是晚期肺癌也不要放弃治疗

提到治疗癌症的药物，几乎所有人都会想到恶心、脱发等不良反应。但是现在有了减轻不良反应的支持治疗。

抗癌药的选择每年都在增加。除了与以往的药物不同、不攻击全身、只攻击病灶的"分子靶向药物"以外，让消灭癌细胞的免疫细胞恢复正常功能的"免疫检查点抑制剂"也已经被认可。

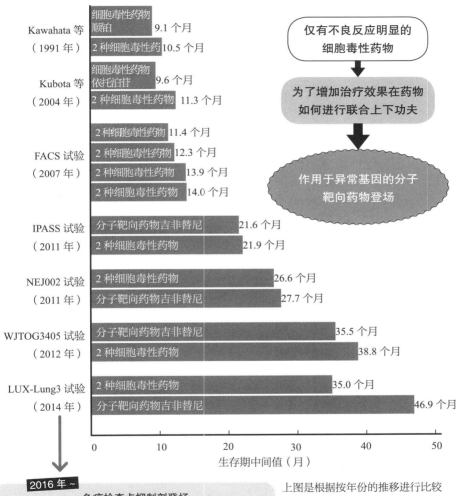

药物的治疗成果已经取得了很大进步

晚期肺癌患者的药物治疗成果

Kawahata 等
（1991 年）
- 细胞毒性药物 顺铂 9.1 个月
- 2 种细胞毒性药 10.5 个月

Kubota 等
（2004 年）
- 细胞毒性药物 依托泊苷 9.6 个月
- 2 种细胞毒性药物 11.3 个月

FACS 试验
（2007 年）
- 2 种细胞毒性药物 11.4 个月
- 2 种细胞毒性药物 12.3 个月
- 2 种细胞毒性药物 13.9 个月
- 2 种细胞毒性药物 14.0 个月

IPASS 试验
（2011 年）
- 分子靶向药物吉非替尼 21.6 个月
- 2 种细胞毒性药物 21.9 个月

NEJ002 试验
（2011 年）
- 2 种细胞毒性药物 26.6 个月
- 分子靶向药物吉非替尼 27.7 个月

WJTOG3405 试验
（2012 年）
- 分子靶向药物吉非替尼 35.5 个月
- 2 种细胞毒性药物 38.8 个月

LUX-Lung3 试验
（2014 年）
- 2 种细胞毒性药物 35.0 个月
- 分子靶向药物吉非替尼 46.9 个月

0　10　20　30　40　50
生存期中间值（月）

仅有不良反应明显的
细胞毒性药物

↓

为了增加治疗效果在药物
如何进行联合上下功夫

↓

作用于异常基因的分子
靶向药物登场

2016 年 ~

免疫检查点抑制剂登场

2016 年，可以重新激活被癌细胞抑制的免疫细胞的药物纳武利尤单抗（Nivolumab）、帕博利珠单抗（Pembrolizumab）登场。之后，免疫检查点抑制剂的种类会不断增加，可以带来更好的治疗效果。

上图是根据按年份的推移进行比较后对比不同药物治疗的的临床试验的结果得出的结果。过去只有也会损伤正常细胞的细胞毒性药物，而现在分子靶向药物已经普及。大幅延长了从治疗开始后的生存期。

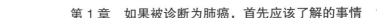

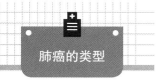
决定治疗方案前，首先要知晓肺癌的类型

> 肺癌的癌细胞有几种不同的类型。在考虑选择哪种治疗方法之前，先来了解一下自己癌症的类型。

肺癌的种类繁多，确定何种类型后再选择治疗方法

肺癌的病理类型非常丰富，具有代表性的类型就有4种，每种类型癌细胞的形状及性质都不同。不同类型的肺癌发展的速度、容易发生转移的程度有所不同。在进行治疗前，需要知道你所患肺癌的类型。特别是对于晚期肺癌来说，诊断时会知道病理检查的结果。因此，要先和医生确认一下你所患的癌症是哪种类型。

癌症的位置不同，治疗方法的选择也不相同

肺癌进展的速度根据癌症出现的部位不同有所差异（下图）。在肺深处发生的周围型肺癌，除了症状出现较晚以外，也有缓慢进展的类型。在肺门附近发生的中央型肺癌，大多数恶性程度较高，发展速度也很快。第15页介绍的小细胞肺癌就是此分型的典型。当首次诊断时，要一并确认癌症位于哪个部位，并且体积有多大。

根据部位分为周围型肺癌和中央型肺癌

周围型肺癌	中央型肺癌
发生在肺段支气管以下的部位，症状出现较晚	**出现在支气管的根部，多发于吸烟人群的肺癌**
发生在肺深处的细支气管及以下的肺泡。在不吸烟的患者中发病也在增加。虽然在健康体检进行胸部 X 线检查时，可能会因为癌症隐藏在肋骨等部位，胸部 X 线检查无法发现，但是接受胸部 CT 检查，就能在早期发现。	发生于肺门附近的肺癌。常见于吸烟人群，布林克曼指数（每天的吸烟根数 × 吸烟年数）超过 400 的人容易患此型肺癌。在胸部 X 线检查中，会因为隐藏在肋骨及心脏附近，不易被发现，等到发现时已经为晚期。

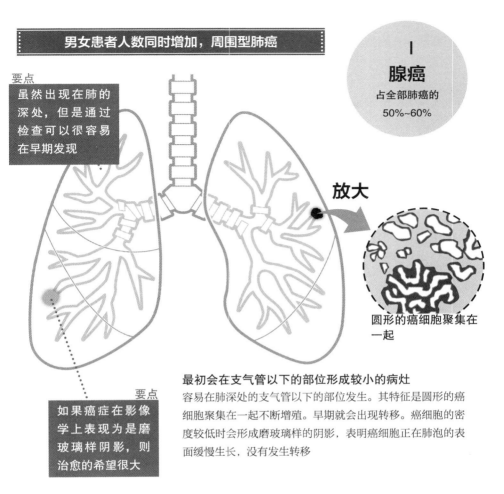

男女患者人数同时增加，周围型肺癌

要点
虽然出现在肺的深处，但是通过检查可以很容易在早期发现

Ⅰ
腺癌
占全部肺癌的
50%~60%

放大

圆形的癌细胞聚集在一起

要点
如果癌症在影像学上表现为是磨玻璃样阴影，则治愈的希望很大

最初会在支气管以下的部位形成较小的病灶
容易在肺深处的支气管以下的部位发生。其特征是圆形的癌细胞聚集在一起不断增殖。早期就会出现转移。癌细胞的密度较低时会形成磨玻璃样的阴影，表明癌细胞正在肺泡的表面缓慢生长，没有发生转移

早期的腺癌可以通过手术根治

　　肺癌中有半数是腺癌。大多数患者通过健康体检的X线检查及胸部CT检查发现。需要注意，1cm以下的小病灶容易随着血液发生转移。不仅是吸烟人群，不吸烟的女性也会罹患。只是吸烟人群与非吸烟人群相比，其癌症的恶性程度不同。一般来说，如果是吸烟人群的话，能够在影像学上清晰地看到癌症病灶，发展速度也比较快。而对于非吸烟人群来说，癌症发展的速度相对较慢。上图中的磨玻璃样阴影，如果包括阴影在内体积小于2cm的话，一般可以通过手术治愈。

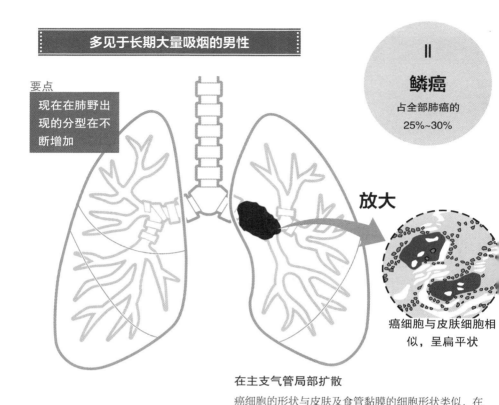

||

鳞癌

占全部肺癌的
25%~30%

要点
现在在肺野出现的分型在不断增加

放大

癌细胞与皮肤细胞相似，呈扁平状

在主支气管局部扩散

癌细胞的形状与皮肤及食管黏膜的细胞形状类似，在肺门的主支气管增殖。最初被香烟里的有害物质刺激，细胞的形状及分裂方式出现异常，最终形成癌细胞

在肺深处形成的鳞癌也在不断增加

发病数仅次于腺癌的鳞癌是容易出现在肺门的癌症。

鳞癌最大的诱因是吸烟。常见于吸烟过量的男性，过去曾是吸烟人群所患的代表性癌症。现在，有过滤嘴的香烟普及后，有害物质的吸入量减少了，因此发病率明显降低。但是，有害物质还会进入到肺的深处，这也是有过滤嘴香烟的缺点。因此，出现在肺深处的鳞癌也比以前多了起来。如果癌细胞在局部增殖，并且没有向远处的脏器转移的话，可以通过手术切除或者放疗治愈。

肺癌可分为低度恶性和高度恶性两种

【低度恶性】

类癌

发展较慢且恶性程度较低的肿瘤

因为癌细胞的增殖较慢且恶性程度较低，复发和转移也很少。如果能在早期治疗的话，几乎可以完全治愈。只是在肺癌中，所占比例低于1%

III
神经内分泌癌

占全部肺癌的
25%~30%

【高度恶性】

小细胞肺癌

扩散范围较大，很难通过手术切除

细胞紧密且集中，增殖迅速。确诊时大多数患者已经进入晚期，在所有肺癌中，属于恶性程度较高的癌症

【高度恶性】

大细胞神经内分泌癌

与小细胞肺癌形态相似

其特征是体积稍大的癌细胞聚集在一起。病灶与小细胞肺癌类似，通过病理检查才能区别开

需要通过病理检查来确认是低度恶性还是高度恶性

神经内分泌癌是2015年世界卫生组织（WHO）提出的新的类型。分为小细胞肺癌、大细胞神经内分泌癌及类癌3种。

其中占比最高的是恶性程度较高的小细胞肺癌。小细胞肺癌发展速度较快，很多患者在确诊时，癌细胞已经转移至其他脏器。这时就需要进行药物治疗。与腺癌及鳞癌的治疗方式不同。在指南上的分型中，治疗有别于小细胞肺癌以外的肺癌（非小细胞肺癌）治疗。

本书第2章以后的治疗方法将小细胞肺癌和非小细胞肺癌分开介绍。

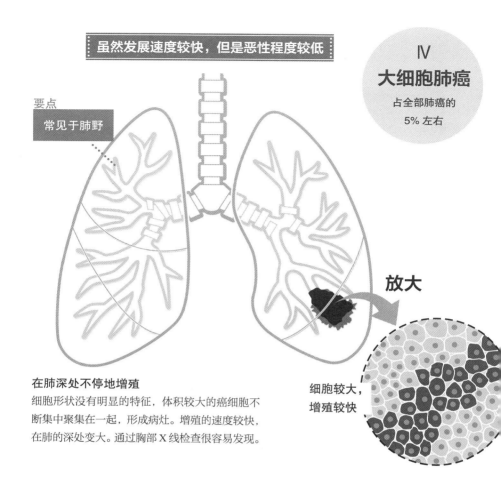

虽然发展速度较快，但是恶性程度较低

IV
大细胞肺癌
占全部肺癌的
5% 左右

要点
常见于肺野

放大

在肺深处不停地增殖
细胞形状没有明显的特征，体积较大的癌细胞不断集中聚集在一起，形成病灶。增殖的速度较快，在肺的深处变大。通过胸部 X 线检查很容易发现。

细胞较大，
增殖较快

即便病灶变大，也有切除的可能性

大细胞肺癌占全部肺癌的5%左右。病灶没有显著的特征，不符合腺癌、鳞癌、神经内分泌癌特征是其重要的诊断标准。因为与大细胞神经内分泌癌相似，因此需要通过病理检查来进行区分。

不确定是因为吸烟的影响还是因为基因变异导致发病，所以男性和女性都会罹患此种癌症。在所有肺癌类型中，是最难确定原因的病理类型。比腺癌和鳞癌增殖速度快，大部分患者在发现时病灶已经很大。药物治疗及放疗很难发挥作用。如果是早期的话，可以通过手术将其切除。

胸膜的肿瘤，转移癌也在增加

V
其他类型的肺癌

转移性肺癌

随着血流向肺转移

肺处于血流的中心，因此癌细胞不仅会从肺向外转移，也很容易从其他脏器转移至肺。尤其是以下几种类型的癌症特别容易转移至肺。按照不同部位肿瘤的治疗方案进行治疗。

前列腺癌 除了骨以外，也会向肺转移	**乳腺癌** 必须通过药物进行全身治疗
宫颈癌 会从骨盆内转移至肺	**大肠癌** 有通过手术切除的可能性
胃癌 除了向肝、腹膜转移外，也会向肺转移	**骨肉瘤** 向肺转移的概率最大
睾丸癌 会转移至腹部的淋巴结及肺	**甲状腺癌** 在气管内扩散，转移至肺
皮肤癌 有极少数情况会转移至内脏	**肾癌** 只转移到一侧肺的话，可以进行手术

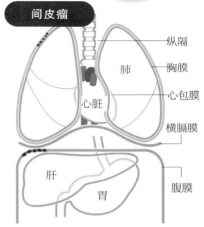

间皮瘤

纵隔
肺
胸膜
心包膜
横膈膜
心脏
肝
胃
腹膜

肿瘤在肺表面的浆膜扩散

吸入漂浮在空气中的石棉后，石棉刺激呼吸道，半永久性地停留在肺，可以诱发间皮瘤。除胸膜外，也会侵袭覆盖在肝表面的腹膜或覆盖在心脏表面的心包膜

石棉是胸膜表面形成肿瘤的原因

间皮瘤作为与肺癌相近的疾病，也备受关注。导致胸膜产生恶性肿瘤的原因，大部分是因为石棉。过去在建筑工地工作的人，以及在学校接触过石棉的人，上了年纪后就会发病。大多数患者胸腔内会有胸腔积液。很难通过手术将其切除。

另外，其他脏器的癌细胞也会向肺发生转移，称为转移性肺癌。病灶的性质与原病灶相同，因此如果将其当作原发性肺癌进行治疗，大多数情况下不会有效。如果是大肠癌的话，需要按照大肠癌的治疗方案进行治疗。

从肿瘤大小、是否转移对肺癌进行分期

了解了肺癌的类型后，需要确认病灶的大小和浸润程度。根据这些情况，来确定病情发展的阶段。

肺癌的发展程度可以通过肺癌国际 TNM 分期来判断。一起了解一下肺癌的发展阶段

T umor 肿瘤

根据癌症病灶的大小，扩散范围分为 Tis 至 T_4 几个阶段。没有出现明确的肿瘤的阶段为 T_x 或 T_0

T_1 肿瘤小于 3cm ←

肿瘤最大直径在 3cm 以下，还未到达主支气管。根据肿瘤的直径大小，可以再细分为 T_{1mi}、T_{1a}、T_{1b}、T_{1c}

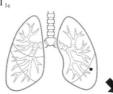

Tis 原位癌

癌细胞局限在肺泡上皮内。没有发现癌细胞聚集的部分（实性成分），3cm 以下的磨玻璃样阴影

肺泡

T_2 肿瘤小于 5cm

(T_{2a}/T_{2b})

肿瘤最大直径大于 3cm，但在 5cm 以下；或癌细胞扩散在至主支气管及脏层胸膜等部位

脏层胸膜
壁层胸膜

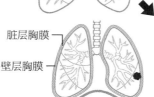

T_4 肿瘤大于 7cm，向周围其他脏器浸润

肿瘤最大直径大于 7cm 或扩散至横膈膜、左肺和右肺之间的纵隔、心脏、食管等部位

T_3 肿瘤小于 7cm

肿瘤最大直径大于 5cm，但在 7cm 以下；或扩散至壁层胸膜及外侧的胸壁等部位

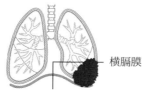

横膈膜

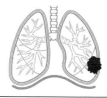

肺癌的TNM分期

开始治疗前首先要确定肺癌的进展程度，进展程度称为分期，大致分为0~Ⅳ期（参见第20页）。

判断依据为T、N、M 3个因素。T为肿瘤的大小及浸润程度。N为是否有淋巴结转移及转移情况。M为是否向其他脏器转移及转移程度。

如果被诊断为肺癌的话，首先询问主治医生自己所患癌症的TNM分期。随后再商量选择哪种治疗方式，例如，"是否能通过手术切除病灶""是否应该进行药物联合治疗"等。

确认癌细胞是否已经转移至周围的淋巴结。如果没有明确的淋巴结转移的话，则为N_x或N_0期

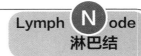

N_1 浸润至包括肺门附近的淋巴结

癌细胞扩散至原发灶同侧的肺、支气管周围的淋巴结

N_2 转移至气管或食管的周围

癌细胞转移至原发灶同侧的纵隔、支气管周围的淋巴结

N_3 转移至另一侧肺门淋巴结

癌细胞转移至对侧的纵隔及肺门淋巴结。或转移至原发灶同侧的肌肉、大淋巴结

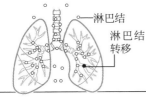

———淋巴结

淋巴结转移

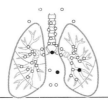

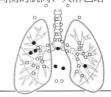

这种情况称为远处转移，确认是否向其他脏器及骨发生转移，如果转移的话，个数是多少。如果没有远处转移的话就是M_0期

M_{1a} 向附近脏器发生转移

对侧的肺、胸膜、心包膜等是否出现癌细胞，或是否有含癌细胞的胸腔积液等

M_{1b} 向远处的一个脏器转移

转移至骨、肝、脑、肾上腺等肺以外的某个脏器

M_{1c} 向多个脏器发生转移

癌细胞向多个脏器发生转移

0~Ⅳ期（参见第20页）

病期	**T**	**N**	**M**
0 期	Tis	N_0	M_0
ⅠA1 期	T_{1mi}	N_0	M_0
	T_{1a}	N_0	M_0
ⅠA2 期	T_{1b}	N_0	M_0
ⅠA3 期	T_{1c}	N_0	M_0
ⅠB 期	T_{2a}	N_0	M_0
ⅡA 期	T_{2b}	N_0	M_0
ⅡB 期	T_{1a}	N_1	M_0
	T_{1b}	N_1	M_0
	T_{1c}	N_1	M_0
	T_{2a}	N_1	M_0
	T_{2b}	N_1	M_0
	T_3	N_1	M_0
ⅢA 期	T_{1a}	N_2	M_0
	T_{1b}	N_2	M_0
	T_{1c}	N_2	M_0
	T_{2a}	N_2	M_0
	T_{2b}	N_2	M_0
	T_3	N_1	M_0
	T_4	N_0	M_0
	T_4	N_1	M_0
ⅢB 期	T_{1a}	N_3	M_0
	T_{1b}	N_3	M_0
	T_{1c}	N_3	M_0
	T_{2a}	N_3	M_0
	T_{2b}	N_3	M_0
	T_3	N_2	M_0
	T_4	N_2	M_0
ⅢC 期	T_3	N_3	M_0
	T_4	N_3	M_0
ⅣA 期	any T[1]	any N[2]	M_{1a}
	any T	any N	M_{1b}
ⅣB 期	any T	any N	M_{1c}

※1：any T……无论 T 分期。

※2：any N……无论 N 分期。

依照 T、N、M 每一项，综合判断肺癌的分期。大致分为 0~Ⅳ期，再详细划分的话，可以分为 12 个阶段

大致分为0~Ⅳ期

知道T、N、M的各个阶段后，从它们的组合来判断分期。大致分为5期，即0期、Ⅰ期、Ⅱ期、Ⅲ期、Ⅳ期。

0期为癌前病变，因此不适用于其他阶段的治疗方式。Ⅰ期为早期癌症，肿瘤最大直径小于3cm，没有发生转移。如果癌症病灶进一步变大，向淋巴结转移的话，则为Ⅱ期。肿瘤最大直径大于5cm，且向更广范围的淋巴结转移的话，则为Ⅲ期。如果向远处的脏器转移的话，则与癌症病灶大小无关，一律划分为Ⅳ期。

确认间皮瘤的 TNM 分期

间皮瘤的发展也可以通过 TNM 分期来确认。根据肿瘤扩散的程度分为 5 期。

Metastasis 转移

是否向其他脏器转移。有向附近脏器转移的倾向，尤其容易向心脏表面的心包膜转移

M_0 无远处转移

M_1 有远处转移

Lymph **N** ode 淋巴结

有无淋巴结转移及转移的范围。病情恶化后，不仅会转移至肺门，还会转移至肺的深处及对侧肺

N_0 无淋巴结转移

N_1 转移至肺门淋巴结

N_2 转移至肺及纵隔的淋巴结

N_3 转移至对侧肺等的淋巴结

T umor 肿瘤

肿瘤的大小及扩散程度。如果只有远离肺的壁层胸膜出现肿瘤的话，则是 T_{1a}；如果在与肺相邻的脏层胸膜出现肿瘤的话，则是 T_{1b}、T_2 期。如果已经扩散到纵隔的话，则属于 T_3 以上

T_{1a} 只有壁层胸膜出现肿瘤

T_{1b} 脏层胸膜也出现肿瘤

T_2 扩散至整个脏层胸膜

T_3 虽然扩散至纵隔，但是可以切除

T_4 扩散至整个胸腔，无法切除

分期

分期	T	N	M
I A 期	T_{1a}	N_0	M_0
I B 期	T_{1b}	N_0	M_0
II 期	T_2	N_0	M_0
III 期	T_3	$N_{0~3}$	M_0
	$T_{1~2}$	$N_{1~2}$	M_0
IV A 期	any T	N_3	M_0
	any T	any N	M_1
	T_4	any N	M_0

间皮瘤大致分为4个阶段

间皮瘤的分期也可以通过T、N、M综合判断。与肺癌不同的是，间皮瘤很少出现远处转移，一般只向周围扩散。初期时，癌细胞停留在与肋骨及肋间肌等部位相接的壁层胸膜。随着病情的发展，会扩散至肺表面的脏层胸膜，以及左、右肺之间的纵隔。

如果是停留在壁层胸膜的肿瘤的话，可以通过胸膜剥除术进行治疗（参见第57页）。

病情继续恶化后，会扩散至整个胸腔，诊断为IV期。虽然很遗憾，但是一旦到了这个阶段，就很难痊愈。

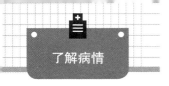

正确理解你所患肺癌的状态

> 了解了肺癌的特性、分期等知识后，就要正式面对你所患肺癌的阶段了。先要正确了解疾病的现状。

害怕在所难免，但是要尽量积极面对治疗

当被主治医生告知患了肺癌的时候，没有人不会慌乱。刚刚确诊后，大脑变得无法思考，这是非常正常的事情。但是想要今后的人生能够按照你所期望的过下去，就要正确地了解你的病情，共同商量你能接受的治疗方式。

了解了肺癌的分期、特性后，需要事先梳理一下你的病情，在与主治医生、家人商量治疗方案的时候，以及听取其他医生意见时能用得上。

正确理解医生记录的病情

与主治医生谈话时，先要询问肺癌的分型和分期。有效地利用第23页内容，请医生帮忙填写肿瘤的位置和大小。这样可以准确地传达信息。其中也有的人会先问还能活多久。但是生存率及剩余寿命是概率问题。即便是非常优秀的专业医生，也不能百分之百地计算出这个概率。无论如何都想知道的话，只能得到一个可供参考的答案。

制作疗养手册，更好地面对癌症治疗

对于今后的检查和治疗来说，如果有一个疗养手册的话，就非常方便了。也可以复印记录着你病情的第23页内容，将其贴在手册上。在就诊的同时，将医生所说的内容记录在手册上。也可以将下次就诊想要询问的问题提前整理出来，这样和医生的沟通就会变得更加顺利。

治疗开始后，可以将每天的身体状态、症状记录在手册上（参见第30页）。就诊时，医生可以根据手册记录的内容，调整药物的种类和数量。

正确了解肺部及全身病情的地图（MAP）

可以带着这本书或者将本页复印下来拿给医生，请医生帮忙填写。

用红笔标记癌症病灶，用蓝笔标记淋巴结转移

肺

用红笔标记肺部癌症病灶的大小，用蓝笔标记向另一侧肺的转移及淋巴结转移

右肺　　左肺

肺癌的类型

- ☑ 腺癌
- ☑ 鳞癌
- ☑ 小细胞肺癌
- ☑ 大细胞内分泌癌
- ☑ 大细胞肺癌
- ☑ 间皮瘤

分期

Ⅰ期
（ ☑ ⅠA1 期　☑ ⅠA2 期 ）
　☑ ⅠA3 期　☑ ⅠB 期

Ⅱ期
（ ☑ ⅡA 期　☑ ⅡB 期 ）

Ⅲ期
（ ☑ ⅢA 期　☑ ⅢB 期　☑ ⅢC 期 ）

Ⅳ期
（ ☑ ⅣA 期　☑ ⅣB 期 ）

如果向肺以外的部位发生转移的话，用蓝笔将向哪个脏器转移、转移灶有多大等信息标出

全身（转移）

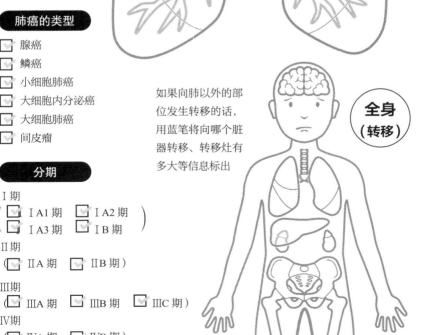

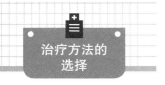

了解肺癌各期的标准治疗方式

> 医生推荐的治疗方法是有依据的，那就是标准治疗。理解了疾病大大致情况后，可以更好地选择治疗方法。

了解主治医生推荐的治疗方法的依据

同一类型、同一分期的肺癌，不同的医生推荐的治疗方法也会不相同。这时能够保证患者在日本全国范围内都能接受保质的、基于科学根据制定的癌症治疗的就是"治疗指南"。治疗指南会决定什么是效果较好的治疗方法（标准治疗），如"如果是ⅡA肺腺癌，推荐手术治疗"。

了解了标准治疗方法后，就能知道主治医生推荐的治疗方法的依据。

小细胞肺癌的标准治疗

如果是恶性程度较高的小细胞肺癌的话，根据下列 3 种分型来决定标准治疗方法。

早期局限型 ➡ **推荐手术 + 术后药物治疗**

相当于 TNM 分期的Ⅰ期、早期局限型。病灶较小，癌细胞也没有扩散。即便是在手术难度较大的小细胞肺癌中，也属于可以完全切除的癌症类型，存活时间较长。确诊后首先要讨论能否手术。

局限型 ➡ **推荐手术或全身治疗**

相当于 TNM 分期的Ⅰ～Ⅲ期。肿瘤虽然在不断增大，但是没有癌性胸腔积液（参见第 19 页）。只有Ⅰ期可以进行手术。如果患者体力允许的话，可以同时进行药物治疗及放疗；如果体力不允许的话，可以仅给予药物治疗，或在药物治疗后再给予放疗。

晚期型 ➡ **推荐进行药物治疗**

相当于 TNM 分期的Ⅳ期；或ⅢB 期，有癌性胸腔积液。从过去的比较试验的结果来看，推荐使用 2 种以上的药物联合进行治疗。根据患者的体力状况，药物的联合也会不同。

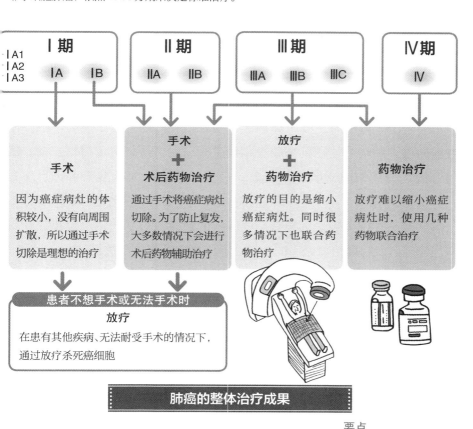

非小细胞肺癌的标准治疗

非小细胞肺癌，依照 TNM 分期来决定标准治疗。

A1	
A2	
A3	

Ⅰ期 ⅠA ⅠB

Ⅱ期 ⅡA ⅡB

Ⅲ期 ⅢA ⅢB ⅢC

Ⅳ期 Ⅳ

手术

因为癌症病灶的体积较小，没有向周围扩散，所以通过手术切除是理想的治疗

手术 + 术后药物治疗

通过手术将癌症病灶切除。为了防止复发，大多数情况下会进行术后药物辅助治疗

放疗 + 药物治疗

放疗的目的是缩小癌症病灶。同时很多情况下也联合药物治疗

药物治疗

放疗难以缩小癌症病灶时，使用几种药物联合治疗

患者不想手术或无法手术时

放疗

在患有其他疾病、无法耐受手术的情况下，通过放疗杀死癌细胞

肺癌的整体治疗成果

分期	病例数（例）	5 年生存率（%）
Ⅰ期	6 794	83.8
Ⅱ期	1 236	50.1
Ⅲ期	4 237	22.4
Ⅳ期	4 668	4.8
全症例	17 183	44.7

日本全国癌症（成人）中心协议会的生存率调查（2017年 6 月总计）。

要点

不要忘记这只是统计上的数字

2006~2008 年诊断并接受治疗的肺癌人群，不同分期的生存率。越早期治愈的可能性就越高。但是这只是作为概率的报道，即便到了Ⅲ期、Ⅳ期也完全没必要放弃治疗。为了延长舒适生活的时间，需要直面接受治疗

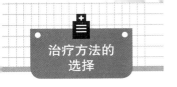

手术治疗还是药物治疗？决定你想要的治疗

> 治疗不是医生的事情，而是你自己的事情。治疗时要认真考虑是否有积极配合治疗所需要的体力和精力，然后选择治疗方法。

治疗所需的精力和体力要根据你自己的情况而定

决定治疗方法时，除了肺癌的病理分型、分期之外，还要考虑自己目前的体力和精力，在此基础上和医生商量后，最终决定治疗方案。病理分型、分期如前文所示，以第24页的标准治疗为基准来考虑治疗方式。而体力和精力就要看你的情况来确定了。想要接受治疗的话，不仅需要体力支撑，也必须要有想要康复的意念。对于药物治疗及放疗来说，能够自我管理治疗期间的生活、有治疗的意愿是很关键的。

如果体力达到爬楼梯时不需要休息的话，就可接受手术治疗

体力是决定是否能进行手术治疗的非常重要的条件。最可能会出现问题的是肺、心脏、肝、肾这4个脏器的功能。医生会确认这4个脏器的状态。也会通过上下楼梯，测试6分钟步行的距离来检查呼吸功能。如果全身的功能都比较差的话，手术后有引起肺炎等并发症的风险。担心体力不佳的人，一定要详细听取医生讲解相关的风险。

想要度过更多美好的时光。只要有这个信念就可以

只有有"无论如何都想治疗""想要以健康的状态面对今后的生活"这样的信念，无论是手术治疗还是全身治疗，才能达到预期的效果。反之，如果治疗意愿较低，即便在家属的劝说下接受了治疗，也很难达到想要的效果。

如果要做手术的话，是否积极配合手术前后的康复治疗也是非常重要。精力对人的影响也非常大。好好考虑一下是否能够积极面对治疗。

4 种不适合手术的原因

 病理分型

非小细胞肺癌可以通过手术治愈

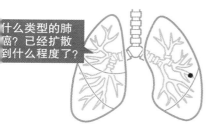

什么类型的肺癌? 已经扩散到什么程度了?

腺癌、鳞癌等可以通过手术切除。如果是小细胞肺癌的话,仅早期可以手术。但是,即便手术治愈的希望也较小,也要尊重患者"想要手术"这样的想法。将自己的想法告诉医生,一起商量治疗方法

 分期

Ⅰ期、Ⅱ期患者首先要手术,Ⅲ期以后则需要商量治疗对策

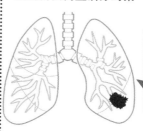

即使癌症病灶较大,只要没有发生转移也适合手术

即使癌症病灶较大,只要没有发生转移,就有通过手术治愈的可能性。如果是非小细胞肺癌的话,手术对象是Ⅱ期和部分ⅢA期的患者。ⅢA期以上的标准治疗为药物治疗和放疗

 体力状况

检查心肺功能及肝、肾功能

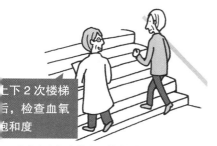

上下2次楼梯后,检查血氧饱和度

可以通过上述的上下楼梯试验来检查心肺功能。从呼吸困难的情况及血液中的氧气含量来观察心肺功能。如果有重度肝或肾功能障碍的话,有时候可能会在手术中丧失性命,很难进行手术治疗

 精力

没有无精打采,能够积极配合康复治疗吗

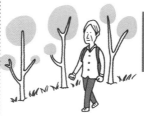

即便每天仅步行15分钟也能增强康复治疗

精力是保证癌症治疗的基础。如果没有精力,每天都躺着的话,心肺功能和肌肉力量都会变差,手术也会变得非常困难。反之,如果能积极配合复建康复治疗的话,术后也能早日恢复。对于吸烟的人群来说,必须戒烟

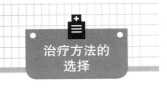

通过第二诊疗意见选择"自己可以接纳的治疗"

> 如果能够完全接受与主治医生商讨后的治疗方案，那么就可以开始治疗了。如果不知道该如何决定的话，也可以听取其他医生的建议。

首先与首诊的医生充分沟通

对于选择哪种治疗方法，无法立刻决定也没有关系。在你能够接受之前，可以多预约几次就诊，与主治医生认真讨论。对于自己来说，最佳的治疗选择是什么，想要度过什么样的人生等可以告诉医生，这些对于决定治疗方案很重要。当你无法理解主治医生的想法时，一定要追问到理解为止。

担心"这个时候病情恶化了该怎么办"时，可以尽快向主治医生确认病情的发展程度。

在家人的陪伴下接受看病检查

癌症治疗会影响你的人生，也会对家人今后的生活产生巨大的影响，因此如果在值得信赖的人的陪同下接受诊疗会比较好。在家庭全员的陪伴下前往也没有问题。这样的情况对于癌症治疗是很常见的诊疗方式。不要有"不能总结出听到的内容，会给医生带来麻烦"这样的顾虑。最初陪你去医院的人，也可以不是家人。独居的人可以拜托值得信赖的朋友一同前往。

与主治医生商量治疗方案

自己去的时候

如果家属或熟人去不了的话，自己一个人去就诊也可以。将医生说的话记下来，之后向其他人说明的时候能用得上。如果没办法做笔记的话，在主治医生允许的前提下，可以进行录音。

在家人的陪伴下前往时

请配偶或孩子一起前往就诊，可以共享信息。站在家人的立场上担心的地方，以及家人今后需要给患者提供什么帮助等内容都可以询问医生。这样回家以后，与家人的谈话就可以更加顺畅了。

寻求第二诊疗意见，需要主治医生的帮助。听取其他医生的建议后，再回到主治医生这里，告知其第二诊疗意见的相关内容。

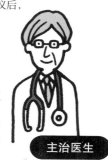

主治医生

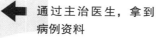
通过主治医生，拿到病例资料

首先和主治医生提出想要听取第二诊疗意见的想法。了解了提供第二诊疗意见的医生的情况后，为患者准备介绍信和检查结果

依靠第二诊疗意见

· 影像学检查结果
· 病理检查结果
· 介绍信

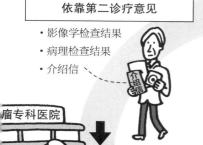

瘤专科医院

其他的医生

（癌症诊疗合作定点医院的专业医生等）

在预约的时间内，明确提出自己想问的问题

在日本全国各地的定点医院，可以接受专业医生的第二诊疗意见。时间一般在30~60分钟，让医生看过资料后，提出自己的问题。需要将想问的问题提前整理好

只给出诊疗意见，不做检查、诊断

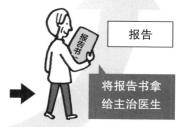

报告

将报告书拿给主治医生

需要用一生去治疗，听取医生的意见是患者的正当权利

通过与主治医生的谈话很难做出判断或无法接受主治医生提出的治疗方案时，可以寻求第二诊疗意见。不要有"对不起主治医生"的想法。这是事关生命的事情，参考其他医生的建议是患者正当的权利。因此直接和主治医生提出"我不知道该怎么做决定，想要听一听其他医生的建议"。想要在别的医院接受治疗时，也需要告知主治医生，然后请医生写一封介绍信。但是，在几个医院间转来转去时，希望你不要错失治疗的宝贵时间。认真考虑目前面对的问题，是不是不转院就没法解决，无论如何都要转院时，再讨论是否需要转院。

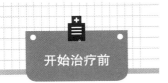
写治疗日记，游刃有余地面对治疗

🌱 我的治疗日记

填写病

治疗过程中比较在意的事情

· 想要尽量在维持现有生活的同时接受治疗。不想放弃生活和工作

· 必须住院进行治疗的话，想要尽量缩短住院时间

· 即便有给身体带来负担或风险的可能，也想要治愈

今后的治疗计划

10 月~11 月 9 日	术前检查及呼吸训练
11 月 10 日	你住院
11 月 11 日	手术
11 月 18 日	预计出院
11 月 27 日~	术后辅助药物治疗

（服药 2 周，停药 1 周，为 1 个疗程，持续 1 年）

希望这些人在治疗时能帮助你

家人　　妻子（每天照顾我的生活，陪我去医院）

朋友·熟人　　朋友 A（有患肺癌的经验，因此希望他能够给我一些建议）

其他人　　总务部长 B、部下 C，（将每次的治疗状况告诉他们）

每天的生活中担心的事情

知道患肺癌后的半个月，做什么都没有兴致，但是做手术需要体力和精力。包括工作和

社交关系在内，希望能像过去一样生活，保持体力

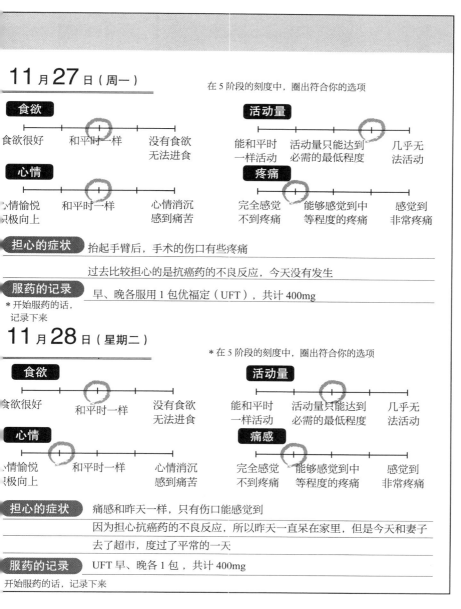

11月27日（周一）

在5阶段的刻度中，圈出符合你的选项

食欲

食欲很好　　和平时一样　　没有食欲
　　　　　　　　　　　　无法进食

活动量

能和平时　　活动量只能达到　　几乎无
一样活动　　必需的最低程度　　法活动

心情

心情愉悦　　和平时一样　　心情消沉
积极向上　　　　　　　　　感到痛苦

疼痛

完全感觉　　能够感觉到中　　感觉到
不到疼痛　　等程度的疼痛　　非常疼痛

担心的症状　抬起手臂后，手术的伤口有些疼痛

过去比较担心的是抗癌药的不良反应，今天没有发生

服药的记录　早、晚各服用1包优福定（UFT），共计400mg

* 开始服药的话，
　记录下来

11月28日（星期二）

* 在5阶段的刻度中，圈出符合你的选项

食欲

食欲很好　　和平时一样　　没有食欲
　　　　　　　　　　　　无法进食

活动量

能和平时　　活动量只能达到　　几乎无
一样活动　　必需的最低程度　　法活动

心情

心情愉悦　　和平时一样　　心情消沉
积极向上　　　　　　　　　感到痛苦

痛感

完全感觉　　能够感觉到中　　感觉到
不到疼痛　　等程度的疼痛　　非常疼痛

担心的症状　痛感和昨天一样，只有伤口能感觉到

因为担心抗癌药的不良反应，所以昨天一直呆在家里，但是今天和妻子

去了超市，度过了平常的一天

服药的记录　UFT 早、晚各1包，共计400mg

开始服药的话，记录下来

🌱 我 的 治 疗 日 记

治疗过程中比较在意的事情

今后的治疗计划

希望这些人在治疗时能帮助你

家人

朋友 熟人

其他人

每天的生活中担心的事情

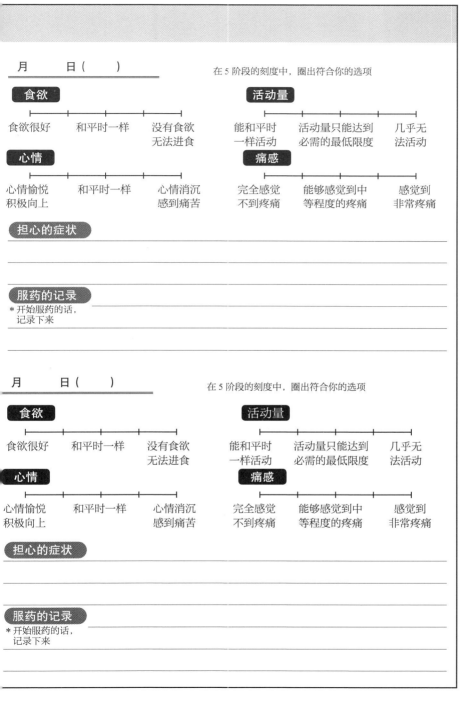

月　　　日（　　）　　　　　　　在 5 阶段的刻度中，圈出符合你的选项

食欲

食欲很好　　　和平时一样　　　没有食欲
　　　　　　　　　　　　　　　无法进食

心情

心情愉悦　　　和平时一样　　　心情消沉
积极向上　　　　　　　　　　　感到痛苦

活动量

能和平时　　　活动量只能达到　　几乎无
一样活动　　　必需的最低限度　　法活动

痛感

完全感觉　　　能够感觉到中　　　感觉到
不到疼痛　　　等程度的疼痛　　　非常疼痛

担心的症状

服药的记录

＊开始服药的话，
　记录下来

月　　　日（　　）　　　　　　　在 5 阶段的刻度中，圈出符合你的选项

食欲

食欲很好　　　和平时一样　　　没有食欲
　　　　　　　　　　　　　　　无法进食

心情

心情愉悦　　　和平时一样　　　心情消沉
积极向上　　　　　　　　　　　感到痛苦

活动量

能和平时　　　活动量只能达到　　几乎无
一样活动　　　必需的最低限度　　法活动

痛感

完全感觉　　　能够感觉到中　　　感觉到
不到疼痛　　　等程度的疼痛　　　非常疼痛

担心的症状

服药的记录

＊开始服药的话，
　记录下来

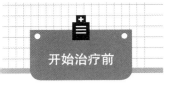

和家人及亲近的人共享你的情况

> 面对今后的治疗，建议将你的情况和想法告诉重要的家人和朋友。
> 坦诚并且毫无保留，可以让患者安心，从而全力以赴地面对治疗。

即便不理智也无妨，什么都可以和家人说

肺癌的治疗生活中需要物质和精神的双重支撑。如果和家人一起生活的话，要毫无保留地将自己的情况告诉家人，请他们多帮忙。

虽然有的人会觉得"现在遭受了很大的打击，没办法和盘托出，想要等冷静下来再说"，但是只一个人承担，问题是无法解决的。不要担心说的话不理智，可以将你现在的所思所想如实告诉家人。

告诉孩子、父母、兄弟姐妹，也要联系不住在一起的家人

即便是对孩子，最好也毫无保留地告知其实际情况。这样可以避免让孩子产生不必要的担心，或者以后再让他受到打击。如果孩子已经是懂事的年龄，就可以理解父母正在遭受的痛苦，需要人帮助。

也要联络不住在一起的父母及兄弟姐妹。在这个每2人就有1人患癌的时代，彼此都会有一样的难处。依靠可以依赖的人，不要将担子全部落在一个家人身上。

也要利用咨询支援中心或患者俱乐部

对于独自生活的人来说，可以找个时间将自己的情况和想法告诉身边的人或朋友。

想要咨询专家的时候，咨询支援中心就可以派上用场了。可以在癌症诊疗合作定点医院开设的咨询窗口，详细咨询熟悉癌症治疗的护士、社会福祉士、临床心理医生等。复诊后，还可以咨询门诊的护士。想和其他患者交流时，也可以参加患者俱乐部。

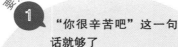
知道自己患肺癌后，对谁来说都是很大的打击，备受焦虑的折磨。在倾听的时候，需要注意以下三点。

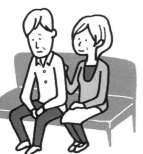

要点 **1**

"你很辛苦吧"这一句话就够了

在患者能够冷静下来对话之前，对其说"你很辛苦吧"就足够了。不要和患者提建议或说鼓励患者的话，只需要倾听。"能明白我的心情"这种安心感可以稳定患者的情绪

要点 **2** 一起聊聊对今后的期待

等到患者稍微冷静下来，能够正常对话时，就可以谈谈今后的治疗生活。倾听患者最担心的是什么、最想要什么之后，一起如何去做。如果很难治愈的话，就要考虑一下如何能够尽量延长高质量的生活

要点 **3**

和往常一样，不要孤立患者

过度考虑患者的身体状况和心情的话，家庭氛围就容易变得很奇怪。和生病前不同的相处方式会让患者不知所措，被孤立的感觉会越来越明显。考虑到需要长期进行治疗，所以家人要像平常一样对待患者

家人是"第二患者"。也要调整自己的心态

很多人是因为家人面临肺癌的治疗而购买此书吧。家人患癌症后，除了对其进行身心的护理，还需要面对经济上的问题，因此患者的家人需要承担与患者本人相同或更大的心理负担。所以不要太勉强自己，也要重视患者家人的心理问题。可以前往咨询支援中心，向工作人员倾诉。

此外，家人还要成为患者的精神寄托，倾听患者述说痛苦的感受。等到患者稍微冷静下来之后，再花时间让他考虑治疗的事情，询问患者想要选择什么样的治疗。

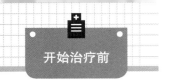
消除对生活及经济的担忧

> 有的患者觉得"即便和别人述说有关癌症的事情，也无法说出经济上的烦恼"。治疗前厘清经济上的援助制度，让患者更放心。

正在工作有收入的话，每个月需要8万日元左右

特别是患上容易产生高额治疗费用的癌症。对于肺癌来说，一次手术加住院需要150万日元左右的医疗费。有的人会认为"如果加入癌症保险的话就好了"。但是癌症的标准治疗都属于可以使用保险的范围。治疗上只需要自己负担10%～30%的费用。如果能够有效利用高额医药费制度的话，自己负担的额度上限为8万日元左右。超过的部分，今后还可以报销。对于依靠养老金生活的70岁以上的老年人，额度上限还会更低。

医药费用较多时，需要自己负担 10%~30%

治疗癌症需要的费用详细项目如下。虽然保险适用部分是高额医药费制度的适用对象，但是住院时产生的餐费、差额床位费等需要自己负担。

保险适用部分 | 适用于高额医疗费用制度，但需要自己负担部分一部

门诊诊疗	初次就诊 2 820 日元，二次就诊 720 日元以上
检查	胸部 X 线检查一次需要花费几千日元，胸部 CT 检查每次 1 万日元以上
住院	大多数情况下住院 1 周左右，需要花费 100 万日元以上
手术	不同的手术方法花费不同，至少需要 100 万日元
药品	每年需要花费 35 万日元左右。部分昂贵的药物花费会超过 800 万日元
放疗	费用根据放疗的目的和部位、放疗范围会有所不同
康复	术前、术后的管理及呼吸·运动功能的康复费用

保险以外 | 需要自己全部负担

住院时的餐费、差额床位费	每餐 360 日元，想要住单间时产生的差额床位费
高端医疗	重离子治疗、质子线治疗（参见第 70 页）及没有获批的药物等
证明文件	向保险公司提交的住院·手术证明书（诊断书）等

➕ 其他费用 | 医院以外的地方的花费花费

- 交通费
- 日用品费用
- 药物治疗时需要的医用假发
- 替代治疗（尝试的情况）
- 探病的礼品等

通过健康保险协会获得限定额度适用认定证书

使用高额医疗费制度时，也可以从开始就只支付自己负担的上限额度。首先向健康保险协会等提出申请，拿到"限定额度适用认定证书"。只要上交给所在的医疗机构，就可以只支付自己负担的上限额度。70岁以上持有"高龄领取养老金证""后期高龄医疗受保证"的人，需要将以上的证书提交给医疗机构。除了医药费外，也有担心"停职·退职后没有收入"的人吧。现在，大部分治疗都可以在门诊完成，即便因为手术住院也只需要很短的时间。大多数人1个月左右就可以回归职场。可以有效利用帮扶团队，或者与公司商量（参见第39页）。

按照年龄·收入查看自己需要负担的额度

70岁以下

* 每个月自己负担的上限额度及符合多次条件

	收入区间	自己负担的上限额度（日元）	符合多次条件（日元）
区间 A	平均收入 每月83万日元～（年收入1 160万日元～）	252 600+（医药费－842 000）×1%	140 100
区间 B	平均收入 每月53万～79万日元（年收入770万~1 160万日元）	167 400+（医药费－558 000）×1%	93 000
区间 C	平均收入 每月28万～50万日元（年收入370万~770万日元）	80 100+（医药费－267 000）×1%	44 400
区间 D	平均收入 每月不足26万日元（年收入不足370万日元）	57 600+（医药费－558 000）×1%	44 400
区间 E	低收入人群（不缴纳住民税）	35 400	24 600

↑ 使用高额医药费制度时，70岁以下人群的负担额度。过去一年间，使用过3次以上本制度的人自己负担的金额还会降低，只需要负担"符合多次条件"这一栏的费用即可。

70岁以上

* 每个月自己负担的上限额度及附符合和多次条件

收入区间	自己负担上限额度（日元）		符合多次条件
	以家庭为单位（门诊＋住院）	以个人为单位（门诊）	
在职有收入人群	80 100+（医药费－267 000）×1%	44 000	44 000 日元
普通	44 000	12 000	不适用
低收入人群Ⅱ（不缴纳住民税）	24 600	8 000	不适用
低收入人群Ⅰ（除去家庭全员收入的开支，扣除额度外，没有收入）	15 000	8 000	不适用

↑ 70岁以上的人，大多数情况下夫妇二人都需要支付医药费，因此不仅设定本人，也会设置整个家庭的上限额度。

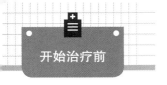

提高收集、运用癌症治疗相关信息的能力

> 想要过上不后悔的治疗生活，所必需的就是有用的信息。为了不卷入信息的漩涡，需要预先知道该如何收集信息。

信息太纷杂会让人感到迷茫

治疗的主体不是医生，而是你自己。想要过上自己能够接受的治疗生活，必须掌握最低限度的知识。希望患者可以利用像本书这样的书籍做出合适的判断。但是癌症相关的信息鱼龙混杂。如果随便收集信息的话，反而会让自己变得不知道该相信什么。因此，收集信息时要抓住要点。不知道哪些信息是正确的时候，可以参考咨询支援中心等机构的意见。

网上的信息要找到信息发布的来源

最近可以在网上收集癌症治疗的相关信息。但是在网上收集信息时，需要确认信息的来源。肿瘤专科医院、肿瘤科医生、学会发布的信息是值得信赖的。明智的话，不知名作者的文章最好不采纳。而且一直浏览相关文章的话，很容易花费很多时间，最后脑子里却没有记住任何信息。集中看一两个网页比较好。

熟人的意见只听取有用的部分

现在是每2人就有1人患癌症的时代，所以你的周围可能会有很多患癌症的人。可以听取他们的经验，也可以让他们给你的治疗提出一些意见。

但是，很多有患癌经验的人只能说出陈旧的信息。也会有很多如"不要吃药，只吃营养品也能治好癌症"等毫无根据的建议。因此，在听取别人的经验时，只选择听有用的部分即可。注意不要被毫无根据的信息鼓动，改变治疗方案。

收集信息、需要帮助时，可以浏览以下信息。

🔊 信息来源

周刊癌症 更多高质量日子

每周发送1次癌症治疗相关内容邮件的杂志。很多与病魔斗争的故事和采访，可以引起读者共鸣

癌症信息服务

日本国立癌症研究中心建立的信息服务网站，包括很多诊断及最新治疗的信息及休养生活需要注意的要点

肺癌治疗网站

将美国国立癌症研究所的信息翻译成日文，此网站只登载肺癌相关信息。想要详细查询医学相关的信息时可以使用此网站

癌症网日本

站在癌症患者的立场上，提供信息。提供面向癌症患者的座谈会的信息，还可以免费观看演讲视频。也会有经验之谈

西日本癌症研究机构

公布正在进行的临床试验。也可以预定日本全国各地召开的市民公开讲座

癌症信息网站

美国国立癌症研究所建立的世界上最大的全部类型癌症信息"PDQ"的日语版。在这里可以了解有科学依据的最新治疗

🔊 援助团队

癌症援助团体

提供心理及社会的援助。几乎每天都会开展志愿团体集会，帮助患者解决心理问题，回归社会和职场。

也有帮助患者回归职场的援助团体

"为什么是我得癌症"从这种备受打击的状态，过度到能够与癌症和平共处的心境，需要一些时间和帮助。这时如果能够听有癌症经历的人的演讲会对患者会有帮助（参考上述的信息来源）。通过和亲身经历过癌症才能明白这些想法的人交流，可以缓解压力。

也有帮助患者回归职场的援助团体。担心回归职场时，不知道该如何向公司报备，可以咨询援助团体。这里除了有回归职场经验的人外，医疗社会工作者、社会保险福祉士、产业生活顾问等也会提供帮助。

事先了解一下癌症治疗的专业术语

明白医生所说的

与主治医生沟通和收集肺癌相关信息时，会出现的高频术语。如果把这些记住的话，就能正确理解癌症治疗的相关信息。

【恶性肿瘤】 正常细胞发生变异，异常细胞不断增殖形成肿瘤。癌症抢夺体内的营养，会让身体变得衰弱，并且可以向周围扩散、转移，这就是恶性肿瘤（癌症）

【化疗】 使用抗癌药进行的药物治疗。可以抑制癌细胞的增殖和分裂

【原发灶】 最初出现的癌症。是为了区别转移灶而使用的术语

【缓解】 肉眼可见的癌症病灶消失或缩小，症状好转及肿瘤标志物下降

【缓和医疗】 缓解由严重的疾病引起的痛苦。除了身体的疼痛外，也会呵护心理健康

【胸腔积液】 胸膜腔中的液体。如果含癌细胞的话，则被称为癌性胸腔积液

【胸膜种植】 癌细胞分散在胸膜上。向肺表面的胸膜转移的一种

【抗癌药】 治疗癌症时使用的药物。新型分子靶向药物，也包含免疫检查点抑制剂

【5年生存率】 接受治疗的人中，5年后有百分之多少还活着。在癌症治疗中反映治疗难易程度

【复发】 治疗后看似消失的癌细胞，肉眼可见的癌症病灶再次出现

【浸润】 癌症病灶向周围扩散。癌细胞在远离原发灶的部位增殖的情况称为"转移"

【治愈】 指疾病痊愈。无癌的状态持续5年以上的话，就可以视为治愈

【转移】 癌细胞通过血液和淋巴液转移，在别的部位增殖

【转移灶】 癌细胞通过血液及淋巴液发生转移，在别的部位形成肉眼可见的病灶

【种植】 癌细胞分散在肺周围。大多数会形成转移灶

【分期】 通过癌症病灶的大小，是否出现转移的情况来表示病情的发展程度。又称阶段

【预后】 疾病确诊后的过程和结局。包含治疗效果在内，对今后的预测

【疗程】 明确使用药物的种类、数量、使用时间表等的治疗计划。本书会介绍日本肺癌学会制定的肺癌治疗指南的疗程

有不懂的事情就咨询医生或护士吧

第 **2** 章

通过手术达到治愈

通过手术完全切除癌症病灶是防止复发的最佳选择，但是有的病情可能无法进行手术治疗。以是否有转移为手术首要条件，同时还需要考虑患者的体力状况是否能接受手术。了解了手术的优缺点后，再与主治医生商量。

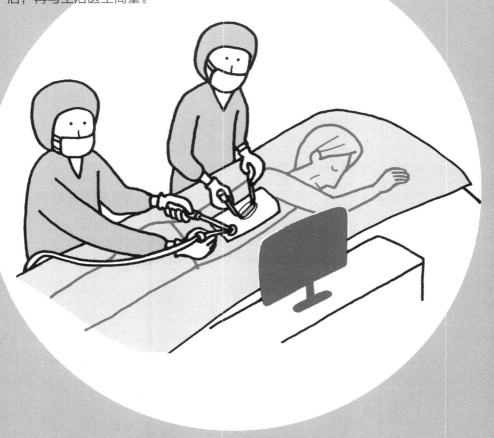

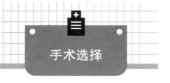

如果没有发生转移的话，可以通过手术切除

> 在治疗肺癌时，首先要考虑的治疗方案就是手术。但是到底体积多大的肿瘤可以进行手术呢？我们来了解一下它的标准吧。

最适合Ⅰ期癌症的治疗方法

对于小细胞肺癌之外的腺癌、鳞癌等类型的肺癌来说，首选手术治疗。肿瘤最大直径小于3cm的早期癌症，通过切除病灶治愈的占80%以上。越早发现，治愈的可能性就越高。最近胸部CT检查（参见第60页）已经普及，在极早期就发现肺癌的人也在不断增加。特别是对于磨玻璃影（参见第13页）或大部分为磨玻璃影的肺癌来说，几乎100%可手术治愈。

即便是小细胞肺癌，Ⅰ期也可以手术

小细胞肺癌发展速度较快、恶性程度较高。与其他类型的肺癌相比，药物治疗更有效，因此一般不推荐进行手术。但是如果是肿瘤最大直径小于3cm的ⅠA期癌症的话，也可以进行手术治疗。切除病灶后，如果患者身体状况允许的话，术后可以通过药物治疗提高治愈的概率。

肿瘤直径大于3cm的小细胞肺癌转移至淋巴结等部位的可能性较大，因此推荐药物治疗联合放疗。

在接受手术的患者中，Ⅰ期是最多的

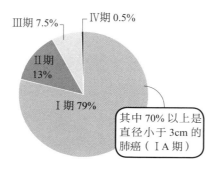

Ⅲ期 7.5%　Ⅳ期 0.5%
Ⅱ期 13%
Ⅰ期 79%

其中70%以上是直径小于3cm的肺癌（ⅠA期）

对日本全国接受手术治疗的22 809例肺癌患者分期的调查结果显示，近80%为早期肺癌。但是根据医生不同，考虑到患者本人的希望及病情后，即使是进展期癌症有时候也会探讨是否手术

（引自"Thoracic and cardiovascular surgery in Japan during 2014"日本胸外科学会）

一般来说，推荐手术治疗的是以下发展程度的肺癌。如果发展程度更严重的话，是否适合手术需要和主治医生商量。

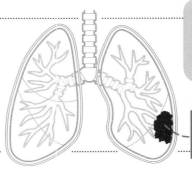

没有发生转移

（Ⅰ期、ⅡA期、部分ⅢA期）

癌细胞没有转移至淋巴结及其他脏器。即便肿瘤直径大于 5cm 或 10cm，只要停留在单侧肺内或肺门，就有通过手术治愈的可能性

要点

与肿瘤的大小无关，可以手术

淋巴结转移

（Ⅱ期、ⅢA期）

只转移到单侧肺的淋巴结的话，有手术的可能。如果已经转移至对侧肺的淋巴结，其他治疗方法会更有效

要点

没有转移至对侧肺的淋巴结的话，就可以手术

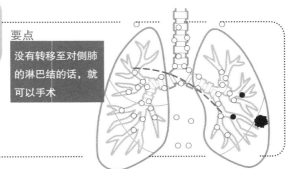

如果没有发生远处转移，即便是恶化了也没有关系

对于已经发展到Ⅱ期、Ⅲ期的肺癌来说，是不是就没办法进行手术了呢？也不是。虽然不能说"一定能治好"，但是也有讨论是否能手术的余地。

判断的标准是癌细胞是否停留在原发部位。即便已经转移至淋巴结，只要还停留在单侧肺内、肺门的话，大多数患者还有手术的可能。如果是Ⅲ期的话，部分ⅢA期患者可以进行手术。但是对于已经发展到晚期的小细胞肺癌来说，比起对身体负担较大的手术，选择药物治疗、放疗的患者能过上更高质量的生活。如果是对药物治疗敏感的肺癌，也可以通过药物治疗治愈。

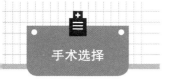

扩散到肺以外的肺癌，也有手术的可能

> 即便是肺癌已经转移至对侧肺或远处脏器，在药物治疗和放疗联合治疗下，也有手术的可能。对于晚期肺癌来说，希望必不可少。

通过药物治疗和放疗将癌症病灶缩小的话，也可以进行手术

对于部分ⅢA期、ⅢB期、Ⅳ期的肺癌来说，一般是不可以进行手术治疗的。但是最近这种趋势在逐渐改变。

对于药物治疗和放疗后癌症在原发病灶附近复发时，还有手术的可能。这种情况称为补救手术。在肿瘤科医生中，补救手术的比例在慢慢增加。

以治愈为目标，积极面对治疗

补救手术增加的原因是，药物治疗在不断进步，可以帮助缩小癌症病灶的体积。虽然目前没有充分的科学依据，但是"先进行药物治疗及放疗，然后进行手术"的方法被医生更多地考虑。

比起"补救"，作为一种比较积极的治疗方法，也被称作"转化（conversion）手术"。表示以向0期转化为目标的积极的治疗态度。

一定要戒烟

希望进行手术的话，患者也需要保持积极的治疗态度。其中之一是一定要戒烟。如果患者继续吸烟的话，肺的状态就不会变好。术后出现肺炎、死亡的病例也有不少。因此，日本国立癌症研究中心东院，原则上不给不戒烟的人实施手术。虽然也有给吸烟人群实施手术的医疗机构，但是一定要知道，这是一项非常危险的手术。

根据体力状况和基础疾病等情况不同，手术也许会让病情恶化

体力状况可以通过体力状态（performance status，PS）评分来评价。还要根据心肺功能的程度、有无基础疾病来判断是否能够进行手术。

心肺功能

· 呼吸功能检查
· 心电图
· 上下楼梯试验等

必须进行肺活量检测及反映心脏功能的心电图检查。此外也要做上下楼梯试验或6分钟步行试验来判断心肺功能

+

有无基础疾病

· 血液检查（血糖等）
· 间质性肺炎、认知障碍等

如果患有糖尿病等基础疾病，无法控制好血糖的话，就无法进行手术。肺部患有隐匿性间质性肺炎等慢性炎症时，也需要探讨是否能手术。如果有认知障碍的话，大部分情况也要避免手术（参见第48页）

PS（performance status）评分

评分	全身状态
0	无症状，可以参与社会活动，没有任何限制，可与患病之前的活动能力无差异
1	有轻微的症状，虽然有体力劳动的限制，但是可以步行，从事轻体力劳动及工作等
2	虽然可以步行和生活自理，但是偶尔需要他人帮助。虽然无法从事轻体力劳动，但是一天中有一半以上的时间不需要卧床
3	虽然在某种程度上可以生活自理，但是经常需要他人帮助，一天中有一半以上的时间需要卧床
4	无法生活自理，通常需要他人帮助，终日卧床

如果有PS评分为0~2分的话，一般可以耐受手术和康复。

了解风险后再决定是否进行手术

另外手术治疗不可欠缺的就是体力允许。特别是对于晚期肺癌来说，切除范围比较广泛，如果没有足够体力能耐受大范围切除术的话，手术中或手术后可能会出现心肺功能停止，甚至丧失生命。

患有慢性阻塞性肺疾病（COPD）、肺纤维化合并肺气肿（CPFE）等呼吸系统疾病以及心力衰竭等疾病时，手术风险较大。大多数情况下，推荐使用非手术方法治疗。对于有基础疾病的人来说，是否能进行手术，要先询问主治医生。如果有讨论的余地的话，再认真考虑是否要在承担风险的前提下进行手术。

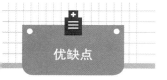

手术最大的优点是有治愈的希望

> 手术不仅由患者的病情、体力状况等条件决定，还需要认真考虑手术的优缺点，然后做决定。

将肉眼可见的所有癌症病灶全部切除

手术可以将肉眼可见的癌症病灶全部切除。与其他治疗方法相比，术后即可看到疗效，并且可以治愈，这是其最大的优点。如果转移至淋巴结的话，也可以将被脂肪组织包裹的淋巴结一并切除（淋巴结清扫）。没有发生转移的Ⅰ期也需要切除周围的淋巴结。通过病理诊断来确定是否存在肉眼无法看到的转移。对于确认术前诊断是否准确也有一定意义。

术后的生存率每年都在提高

下表是日本全国 32 家专门治疗癌症的医疗机构的数据。因为肺癌而进行外科手术的患者，治愈率（5 年生存率）比过去提高了不少。但是积极给予高难度手术的结果就是，会导致治愈率下降。希望大家不要太纠结统计上的数字。

年份	Ⅰ期（%）	Ⅱ期（%）	Ⅲ期（%）	Ⅳ期（%）
1998 年	78.5	55.5	37.4	10.7
2000 年	82.2	51.0	36.0	21.3
2002 年	81.6	50.7	39.4	8.3
2004 年	83.9	57.0	42.0	7.2
2006 年	86.0	63.2	49.7	31.8
2008 年	84.6	60.4	49.2	5.3

手术的成果每年都在提高

要点

Ⅳ期手术的病例较少，因此每年的数值偏差会较大，只作为参考

[引自日本全国癌症（成人疾病）中心协议会的生存率共同调查（2017 年 6 月统计）]

术后通过药物治疗提高治疗效果

为了巩固手术的效果，术后还需要进行药物治疗。

Ⅰ期

仅限ⅠB期、ⅠC期的患者，持续服用1~2年的口服药

对于极早期的ⅠA期来说，术后不需要药物治疗。但是ⅠB期和ⅠC期，通过连续服用1~2年的抗癌药（UFT），可以提高生存率。但是，生存率服用与不服用的差别只有5%，还需要考虑药物治疗对身体的负担，与主治医生商量后再决定

Ⅱ期

每3周滴注两种抗癌药

这种治疗方法称为诺维本联合顺铂化疗（参见第109页），通过滴注几种不同的抗癌药来提高术后的生存率。每3周滴注1次，可以在门诊进行。比口服药对身体带来的负担大，因此不仅需要体力，也要考虑患者所希望的生活方式

Ⅲ期

ⅢA期，滴注与Ⅱ期相同的抗癌药

与Ⅱ期相同，需要滴注几种抗癌药。与Ⅱ期相比，癌症病灶体积更大，且大多会转移至淋巴结，因此术后药物治疗的获益较多。当然，也可以选择在术前通过药物治疗或放疗缩小癌症病灶

Ⅳ期

手术的病例较少，效果未知

到了Ⅳ期后，癌细胞会侵入血管和淋巴管，然后扩散到全身，无法进行手术。但是通过影像学检查进行的分期诊断不是100%准确，也会出现"开胸后，发现是Ⅲ期"这样的情况。如果是可以同时明确诊断的手术的话，还有讨论是否进行的余地

通过淋巴节清扫和药物治疗来防止术后复发

术后接受的药物治疗，可以杀灭肉眼不可见的癌细胞，降低术后复发的风险。只是比较遗憾的是，目前通过药物来预防复发的疗效，每5人中只有1人能看到。

对象是从Ⅰ期到ⅢA期75岁以下的人群。而且对于ⅢA期的患者来说，如果纵隔淋巴结疑似残留癌细胞的话，需要联合放疗。75岁以上的患者，仅手术，术后随访观察即可。因为对于75岁以上患者药物治疗的不良反应较强，对身体造成的负担太大。但是年龄在75岁以上，如果体力好、生活能够自理，也可以和主治医生沟通后，接受术后药物治疗。

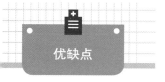

手术会引起肺炎等并发症

> 在决定进行手术时，大家一定要提前知道手术并发症的危险。特别是对于吸烟人群和高龄患者来说，术后死亡的风险还没降至零。

所有手术都会有风险

现在医生必须给患者讲解清楚治疗内容，也就是"知情同意（informed consent）"。特别是对于手术来说，是一种给身体带来较大负担的治疗方式。接受手术时，主治医生一定要向患者说明手术的风险。

其中特别需要注意的是术后并发症。可能会因为治疗不同产生的症状不一样，即便是非常认真仔细地完成手术，也可能会在术后出现问题。对于肺癌手术来说，大多会出现下一页所列的并发症。

可以通过改变术后的生活方式预防并发症

需要早期及时治疗，且出现频率最高的术后并发症就是肺炎。特别是对于有长期吸烟史，术前肺功能已经受损的患者来说，发生风险极高。如果不彻底戒烟的话，这个风险就会一直存在。

手术不是必须的选项。也有患者认为"不勉强冒着风险做手术，想和香烟一起愉快地度过余下的人生"。对于这种想法，我们也应该尊重。

认知障碍患者的病情容易恶化

术前需要知道的手术风险还有，手术可能会导致认知功能恶化。生活上发生的变化，无法理解的变故，都能成为病情发展和恶化的导火索。

当处于认知障碍初期时，家人可能无法意识到。即便是只有轻微的忘事，也要事先告知主治医生，接受相关检查更加保险。如果已经确诊为认知障碍的话，比起积极接受治疗导致病情恶化，还不如安稳地度过余下的人生。

10%~15% 的患者术后会出现并发症

从轻症到重症，有 10%~15% 的患者会出现并发症。

•••••••••••••••••• 容易自愈的并发症 ••••••••••••••••••

声音嘶哑

大多出现在左侧肺的手术后

又称为声嘶。出现的原因是在手术的影响下，与声带相连的神经麻痹。基本上不需要治疗就能痊愈

心律不齐

在术后 2~3 天出现

由于心脏周围的神经、血管及包裹心脏的心包膜受损后引起的。大多数情况下可以自愈，但是如果有需要的话，可以服用控制心律失常的药物

出血

手术当天或次日容易出现

沿着肋骨走行的血管受损后，就会出血。如果出血量较大，持续 2 小时以上的话，就需要再次进行手术

肺痿

空气向肺部以外泄漏

肺部如果有小伤口的话，就会漏气。大多数情况下，1 周左右即可自愈。容易在损伤肺部的吸烟人群中出现

肺膨胀不全

痰淤积，呼吸困难

痰液堵在支气管内，空气很难进入，因此会变得呼吸困难。术前进行排痰练习，可以起到预防的作用

•••••••••••••••••• 严重的并发症 ••••••••••••••••••

脓胸

脓液聚集在肺之外的部位

因为支气管胸膜瘘及肺痿等原因，细菌进入胸膜腔，脓液聚集在胸膜腔。一般来说治疗难度较大

支气管胸膜瘘

特征是会出现发热及胸腔积液

空气从支气管的缝合部位进入，引起发热、胸腔积液。虽然发生率较低，但是如果治疗不及时，胸腔就会积脓

肺炎

一般在术后 4~5 天出现

有损伤肺组织的间质性肺炎及由于口腔细菌感染造成的吸入性肺炎。如果是高龄患者，可能会危及生命

乳糜胸

液体从胸导管漏出

掌管免疫的淋巴组织的重要器官胸导管受损后，液体（乳糜）就会漏出。如果饮食疗法起不到治疗效果的话，就需要再次进行手术

心肌梗死、脑梗死

血栓进入心脏及肺部

血栓堵塞血管，导致心脏或脑部的血流不畅。如果不立即处理的话，可能会危及生命，也容易留下后遗症

肺栓塞

可以通过术后早期下床来预防

术中及术后产生的血栓（血液硬块）堵塞肺动脉，导致呼吸困难。可以通过术后早期下床活动来预防

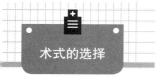
肺叶切除术　切除 20%~40% 的肺叶

> 预先了解一下有哪些类型的手术，以及适合自己的是哪一种吧。标准治疗是切除单侧肺的 1/3~1/2 的肺叶切除术。

基本的手术方法，也要切除周围的淋巴结

肺由5个叶构成。将出现癌症病灶的肺叶全部切除的术式就是肺叶切除术。如果癌细胞扩散到2个肺叶的话，就切除2个肺叶。而且进一步切除周围的淋巴结，要进行淋巴节清扫防止癌细胞残留（参见第46页），是目前的标准治疗方式。通过切除大于病灶范围的组织，来防止肉眼无法看到的微小癌细胞残留在癌症病灶周围组织。

辅助使用胸腔镜，提高手术的安全性

手术时，需要在腋下靠近的位置开一个6~12cm的切口，然后开一个小切口，从此处插入胸腔镜，通过显示屏观察内部情况。从大切口切除有癌症病灶的肺叶。这种手术方式被称为Hybrid VATS手术（胸腔镜辅助小切口手术），是安全性更高且可靠的手术方式。

手术时间需要3~4.5小时。从开始住院那天算起，1周后即可出院。

肺叶切除术 你需要知道这些

☑ 时间·住院天数
手术时间为 3~4.5 小时。需要住院 1 周

☑ 优点
可以将癌症病灶及周围的组织全部切除，不会有癌细胞残留

☑ 适用人群
癌症病灶体积适中，即便不将整个肺都切除也能达到治愈的人

☑ 缺点
癌细胞侵入血管或淋巴管后，此手术就没有任何意义了

手术时间和住院天数只是大体的标准。根据病情及医疗机构的不同会产生变化。请和主治医生确认。

肺叶切除术是任何类型肺癌都可以安全进行的一种手术。但是对于在单侧肺内扩散范围较广的体积较大的肺癌，且累及到肺门附近的淋巴结的体积较大的肺癌来说，可能需要将一侧肺全部切除（全肺切除术参见第 54 页）。

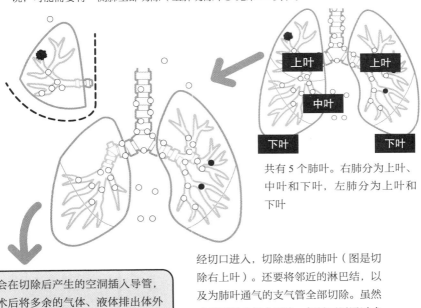

共有 5 个肺叶。右肺分为上叶、中叶和下叶，左肺分为上叶和下叶

会在切除后产生的空洞插入导管，术后将多余的气体、液体排出体外（胸腔留置导管）

经切口进入，切除患癌的肺叶（图是切除右上叶）。还要将邻近的淋巴结，以及为肺叶通气的支气管全部切除。虽然术后呼吸功能会下降，但是可以通过术后康复，恢复到对生活不会产生太大影响的程度

要点
可以直接或通过显示屏看到术野，因此安全性较高

可以看着术野及显示屏进行手术
（Hybrid VATS 手术）

可以从切开部位直接确认病灶，看不见的地方则可以通过连接显示屏的胸腔镜确认。发生出血等情况时，可以从切开的部位迅速应对。也有的医院会做传统的开胸手术。从较大的切口可以直接看到患肺，在此基础上进行手术，虽然伤口较大，但是可以确保安全

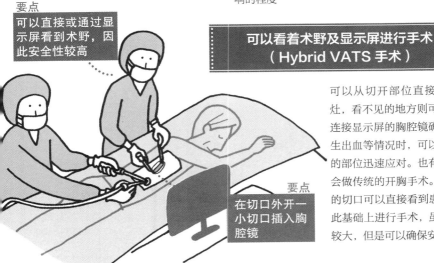

要点
在切口外开一小切口插入胸腔镜

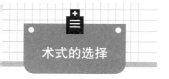

缩野手术　切除范围小于标准手术

> 缩野手术是近十几年来广泛普及的手术方式，因为切除的肺的范围较小，所以能保留呼吸功能。另外切口也很小。

术后的呼吸功能不易受损

缩野手术是一种比标准的肺叶切除术切除范围要小的手术方式，因此可以尽可能地保留呼吸功能。患有基础疾病或体力差的高龄患者也适合这种手术。切除方法大致分为以段为单位切除患肺的肺段切除和只切除癌症病灶及周围组织的肺部分切除。虽然缩小切除范围可能会有癌细胞残留的风险，但是如果是病灶小于2cm且发展比较缓慢的话，应该没什么关系。可能达到与肺叶切除术相同的效果。

胸壁切口不用太大，很多医院可以做这样的手术

因为是以治疗早期癌症为对象，所以实施胸腔镜手术的医院在不断增多。相对于使用胸腔镜辅助手术的Hybrid VATS手术（胸腔镜下辅助手术），这类手术也被称为complete VATS手术（全胸腔镜手术）。

胸腔镜手术是在从胸腔到腋下的部位开3~6个小孔，从胸壁打孔处进入胸腔实施手术的方法。从这些小孔插入胸腔镜和手术器具，边看显示屏边进行手术。发生出血等情况时，可以立刻切换到开胸手术，以保证患者安全。

缩野手术　你需要知道这些

🔲 **时间·住院天数**
手术时间约为1小时，需要住院3~4天

🔲 **优点**
可以保留呼吸功能，伤口也比较小

🔲 **适用人群**
小于2cm的早期肺癌，发现有磨玻璃样阴影的患者

🔲 **缺点**
不适合病灶较大、转移至淋巴结的进展期癌症

如果是直径小于 2cm 的肺癌，则可以缩小切除范围

肺的解剖学的区分如右图所示。左、右肺的形状不同，所以即便是同一个名称，所指的位置也有所不同。有的区域只能从背部看到

将肺叶进一步细分的话，左右肺可以各分为 10 个区域

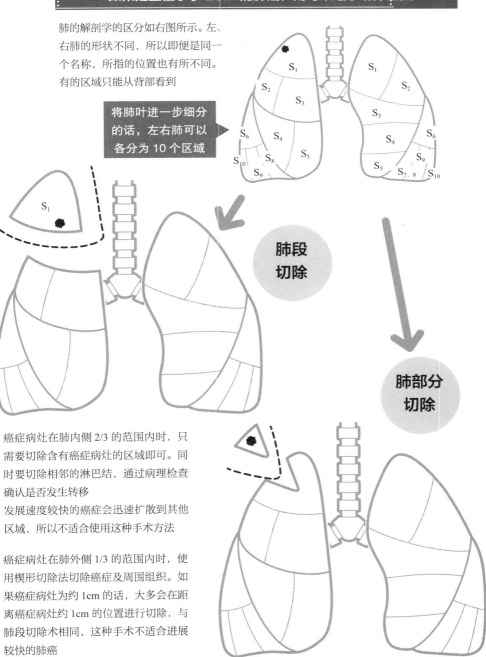

肺段切除

肺部分切除

癌症病灶在肺内侧 2/3 的范围内时，只需要切除含有癌症病灶的区域即可。同时要切除相邻的淋巴结，通过病理检查确认是否发生转移

发展速度较快的癌症会迅速扩散到其他区域，所以不适合使用这种手术方法

癌症病灶在肺外侧 1/3 的范围内时，使用楔形切除法切除癌症及周围组织。如果癌症病灶为约 1cm 的话，大多会在距离癌症病灶约 1cm 的位置进行切除，与肺段切除术相同，这种手术不适合进展较快的肺癌

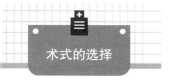

全肺切除术 将一侧患肺全部切除

肺叶切除术无法完全切除癌症病灶时，就需要将一侧肺全部切除。这种手术对身体造成的负担较大，要与主治医生充分探讨后再做决定。

以位于肺门的癌症及体积较大的癌症为手术对象

将一侧患肺全部切除的全肺切除术，在所有肺癌手术中，是历史最悠久的方法。在肺门浸润的鳞癌及其他进展期癌症经常会使用这种方法进行治疗。但是，近年来，常见于吸烟人群的鳞癌在不断减少。因此接受全肺切除术的人也少了许多。也因为盛行"尽量保留呼吸功能"理念，所以只有在不得不实施全肺切除的情况下才会选择这种手术方式。

心肺功能差的患者无法承受这样的手术

因为要切除一侧肺，所以术后呼吸功能会大幅下降。也会对与肺相连，一起发挥功能的心脏造成巨大的负担。

切除一侧患肺后，心脏的位置会发生偏移，影响循环系统功能。推荐心脏及呼吸功能良好、术后能够积极参加康复治疗的患者选择这种手术方式。全肺切除术非常容易出现术后并发症，发生率是肺叶切除术的数倍，因此要在充分了解手术风险后再进行手术。

全肺切除术 你需要知道这些

☑ **时间·住院天数**
手术时间为 3~5 小时，需要住院 7~10 天

☑ **优点**
可以切除位于肺门的癌症及进展期癌症

☑ **适用人群**
体力状况与心肺功能都较好的患者

☑ **缺点**
对身体造成的负担较大，术后的并发症也很多

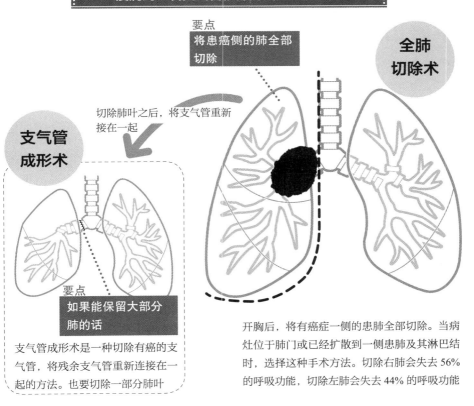

浸润到左右支气管根部的癌症也能切除

全肺切除术

要点
将患癌侧的肺全部切除

切除肺叶之后，将支气管重新接在一起

支气管成形术

要点
如果能保留大部分肺的话

支气管成形术是一种切除有癌的支气管，将残余支气管重新连接在一起的方法。也要切除一部分肺叶

开胸后，将有癌症一侧的患肺全部切除。当病灶位于肺门或已经扩散到一侧患肺及其淋巴结时，选择这种手术方法。切除右肺会失去56%的呼吸功能，切除左肺会失去44%的呼吸功能

可以通过缝合支气管来保留残留的肺

切除支气管后，将残留的支气管再次缝合的支气管成形术也是手术的一种选择。

对于位于肺门的肺癌来说，可以获得与全肺切除术相同的治疗效果，同时还能保留一定程度的呼吸功能。将切断的动脉重新缝合起来，能确保血流进入肺内。支气管成形术需要娴熟的技术，所以不是在任何一家医院都可以进行的。还可能出现从支气管缝合处漏气、动脉缝合处渗血的并发症，因此选择前最好先咨询有丰富经验的肿瘤科医生。

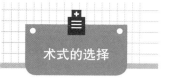
扩大切除术　将患肺周围的脏器也切除

> 当癌细胞扩散到肺以外的肋骨、胸膜、淋巴结等周围组织时，需要讨论是否切除患肺的同时把受累及的周围组织一起切除，即扩大切除术。

将胸膜、肋骨与患肺一起切除

扩大切除术的对象是将扩散到肺以外的病灶一并切除。用分期算的话，就是ⅡB期及部分ⅢB期的肺癌患者。适用于当癌细胞扩散到包裹肺的胸膜及肋骨、横膈膜、 周围的淋巴结，以及包裹心脏的心包膜等部位时。比较容易看到效果的是当癌细胞转移至肋骨或胸膜时。将癌细胞侵袭的胸膜、肋骨也全部切除的"肺癌合并胸壁切除术"，可以提高5年生存率。

而当癌细胞扩散到左、右两肺间的纵隔淋巴结及心包膜时，手术的效果是有限的。先尝试药物治疗也是一种选择。决定手术前认真咨询主治医生，治疗可以达到什么样的效果。

间皮瘤可以切除胸膜保留肺

如果是胸膜间皮瘤的话，病灶不在肺部，而是出现在胸膜，因此可以考虑只切除胸膜的手术。只是，如果肿瘤广泛分布在胸膜的话，也很难通过手术完全治愈。手术的目的是尽量切除肿瘤，延长高质量生存时间。

扩大切除术 你需要知道这些

时间·住院天数
手术时间为 3 小时以上，住院 7~10 天

优点
可以治疗扩散到肺以外的部分进展期癌症

适用人群
Ⅲ期，能够将部分周围组织一起切除的患者

缺点
不一定能把所有病灶都切除，给身体造成的负担比较大

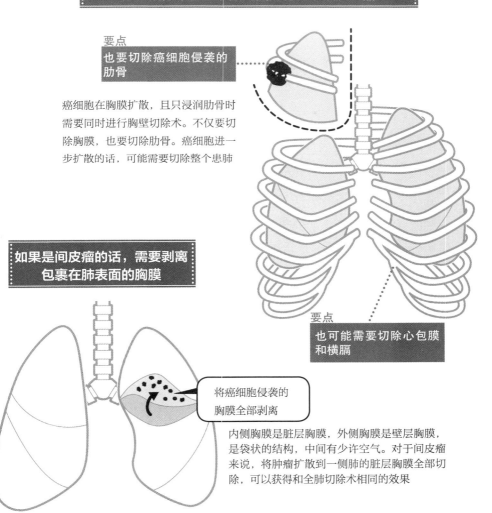

扩大切除术也会切除周围的骨、浆膜及脏器

要点
也要切除癌细胞侵袭的肋骨

癌细胞在胸膜扩散，且只浸润肋骨时需要同时进行胸壁切除术。不仅要切除胸膜，也要切除肋骨。癌细胞进一步扩散的话，可能需要切除整个患肺

如果是间皮瘤的话，需要剥离包裹在肺表面的胸膜

将癌细胞侵袭的胸膜全部剥离

要点
也可能需要切除心包膜和横膈

内侧胸膜是脏层胸膜，外侧胸膜是壁层胸膜，是袋状的结构，中间有少许空气。对于间皮瘤来说，将肿瘤扩散到一侧肺的脏层胸膜全部切除，可以获得和全肺切除术相同的效果

　　手术的内容是，在包裹肺的胸膜中，将与肺部相连一侧的脏层胸膜剥离，又称胸膜剥离术，与全肺切除术相比，可以保留部分呼吸功能。如果肿瘤体积较大或有一定厚度的话，也可能无法通过手术完全切除。因此，需要通过药物治疗使肿瘤体积缩小后，再进行手术。

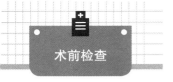

手术前在门诊接受检查

> 诊断时以影像学检查为主，还需要进行多项检查。如果要准备手术的话，还要做进一步的详细检查，以此确认是否能够耐受手术。

通过各项检查再次确认是否可以进行手术

购买了本书的你，想必已经进行了影像学检查、肺活检等检查了吧。以"体检时医生说我的肺内有阴影""因为别的病去医院，却发现了肺癌"这样的偶然事件为契机，接受了进一步的详细检查，然后确诊为肺癌。即便如此，在准备进行手术时，还需要接受其他的检查。其中最重要的是，确认身体是否能够耐受手术。

为了诊断而进行的检查

能够在早期发现肺癌的筛查和为了确诊而做的进一步的详细检查。

筛查	X 线检查	体检时进行的 X 线检查。检查方法很简单，但是无法发现早期癌症
	CT 检查	照射 X 线后，分析各部位的 X 线吸收量。形成身体的横断面图像及立体图像，能够清晰地反映出早期癌症
	痰脱落细胞学检查	可以确认痰液中是否有癌细胞。能够发现肺门附近的鳞癌
	肿瘤标志物	判断血液中是否有癌细胞产生的物质。与肺癌相关的肿瘤标志物有6种，是一项辅助检查
进一步的详细检查	支气管镜检查	将带有摄像头的管子插入支气管，然后观察支气管内部情况，以及采集需要的组织进行病理学检查。配合超声检查的话可以看得更清楚
	细胞学诊断、肺活检	是一种将穿刺针从皮肤上刺入，采集肺组织和胸腔积液的方法。病理诊断可以详细了解癌细胞的形态
	PET 检查、CT 检查	通过 PET 检查确认是否出现全身其他部位的转移，CT 检查也可以确认转移部位，是非常可靠的检查方法
	骨扫描检查	注入放射性物质后成像，可以看到是否有骨转移。如果发生骨转移的话，可以通过 CT 及 MRI 检查进一步确认

手术前进行的检查

包括呼吸功能检查、循环功能检查、影像学检查及血液检查等。

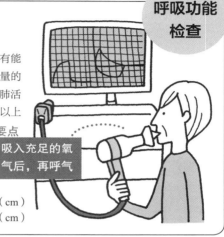

呼吸功能检查

肺活量测定法

观察患者是否有足够的肺活量

通过呼吸功能测定的仪器确认患者是否有能够耐受手术的足够的呼吸功能。吸入足量的氧气后，观察能够呼出多少气体（用力肺活量）。如果可以达到预测肺活量的 80% 以上的话，就属于正常范围内。如果不够的话，也可以努力通过康复锻炼改善呼吸功能，然后进行手术

要点
吸入充足的氧气后，再呼气

男女不同的预测肺活量

男性（27.63 － 0.112× 年龄）× 身高（cm）
女性（21.28 － 0.101× 年龄）× 身高（cm）

循环功能检查

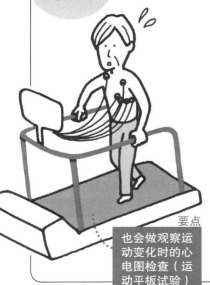

要点
也会做观察运动变化时的心电图检查（运动平板试验）

心电图检查

确认患者心脏功能是否能够耐受手术

如果心脏功能较差的话，很容易因为手术导致全身状态恶化。首先在安静的状态下进行心电图检查，确认是否患有心绞痛及心肌梗死等疾病。有时也会加做运动平板试验，了解运动负荷对心脏造成的影响

心血管超声检查

患有慢性疾病时，观察心脏、血管的形状

心电图如果有异常的话，需要详细检查心脏和血管的状态。确认心脏及血管壁的厚度、心脏的功能、心血管瓣膜的功能

冠状动脉 CT 检查

确认心脏的血流是否充足

检查向心脏输送血液，支撑心脏发挥作用的冠状动脉。观察冠状动脉走行是否正常，是否有狭窄

腹部 CT·头部 CT 检查及 MRI 检查

观察癌细胞是否向腹膜或脑转移

怀疑癌细胞向肝或者横膈膜、腹膜转移时，要做腹部 CT。如果有脑转移的可能，需要进行头部 CT 或 MRI 检查。与脑相关的检查，MRI 更敏感

骨扫描检查

癌细胞发生骨转移时，可以确认其严重程度

使用放射性药物进行成像的检查。如果发生骨转移的话，转移的部分就在图像上显示为黑色

胸部 CT 检查

再次确认癌症扩散的情况

CT 最大的优点就是，癌症是什么样的类型、在哪个部位都可以看得很清楚。与诊断时相比，癌症病灶是否增大，是否向对侧肺及周围转移，可以通过 CT 检查来明确。同时对于确定切除范围也有帮助。还可以确认癌症是否向淋巴结转移，因此术前可以根据检查结果讨论手术时需要切除哪个位置的淋巴结

PET-CT 检查

全身的转移病灶，包括淋巴结转移都可以看到

向体内注入氟 18 脱氧葡萄糖，然后进行影像学检查。除了淋巴结，还适合观察是否有肝、肾上腺、骨等部位的转移。但是有时候对于小于 1cm 的癌症病灶显像不明显。糖尿病患者，PET-CT 的显像值有时候会偏低，关于这点要和主治医生确认

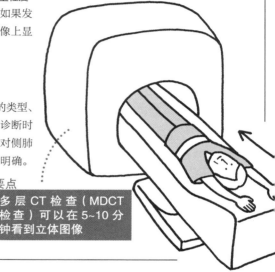

要点
多层 CT 检查（MDCT 检查）可以在 5~10 分钟看到立体图像

确诊后是否发生变化？通过影像学检查再次确认病灶状态

癌细胞多以10年或20年为单位进行增殖，然后形成肉眼可见的病灶。也就是说，确诊时的癌症病灶是很久以前就开始在体内聚集的细胞形成的。一般不会出现以月为单位的急速变化。虽说如此，但肺癌的发展方式多种多样，其中也有癌症病灶突然增大的可能。因此，术前需要再次检查，确认病灶是否产生变化，事先制订的手术方法是否合适。

也要确认是否向淋巴结或其他脏器转移。确诊时没有可见的转移病灶，但是在手术前检查时却发现有转移的情况也不少见。如果发生这种情况的话，就要放弃手术治疗，考虑其他的治疗方法。

生化检查

检查蛋白质、脂质、碳水化合物的代谢状态

仔细确认糖尿病等疾病的控制情况和肝、肾功能

肿瘤标志物

通过血液检查协助诊断是否患有癌症

确认血液中是否有癌细胞的产物，是发现

癌症的一种检查手段

CEA	除肺癌外，肺炎等疾病也会有异常
CYFRA21-1	除小细胞肺癌以外的其他类型的肺癌可以呈阳性
SCC	鳞癌会异常升高
ProGRP	可以了解小细胞肺癌的增殖程度
NSE	如果是小细胞肺癌的话，数值会升高
SLX	如果出现血性转移的话，呈阳性
I-CTP	骨转移或骨折时数值会升高

血细胞检查

确认红细胞和白细胞的数值

所有手术前都要做的基本检查。可以确认患者是否贫血或患有感染

凝血功能检查

检查血液凝固的难易程度

为了能够安全地进行手术，需要确认是否有出血倾向，血液是否能正常凝固

动脉血气分析

怀疑有呼吸功能异常时

测量血液中的氧气和二氧化碳的含量等，判断肺功能是否正常

尿液检查、大便检查

尿液检查 检测尿液中蛋白质的含量

与血液检查相同，所有手术术前都会做的基本检查。如果尿蛋白异常的话，还会做进一步的详细检查

大便检查 确认是否大便隐血阳性

确认粪便内是否有混合血液等异常情况。虽然与肺癌无关，但这是为了确认全身是否有异常而进行的检查

通过血液检查确认糖尿病的控制情况

手术前必须进行血液检查。通过血细胞检查和凝血功能检查可以确认是否有血液方面的异常。对于血液很难凝固、贫血的患者来说，为了能够安全地进行手术，需要做一些术前准备。有心肌梗死、脑卒中病史及正在服用抗血栓药物的患者，根据病情术前需要暂时停药一段时间。

因为糖尿病而服药的患者，需要确认各项指标是否能够控制良好。在高血糖状态下，容易引发感染，因此必须事先服药控制血糖。能帮助了解是否存在癌细胞的肿瘤标志物检查虽然不是术前必须做的检查，但是有助于监测术后病情是否复发。

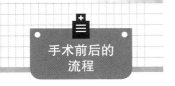
通过术前康复锻炼提升肺功能

> 如果决定接受手术的话，术前康复锻炼就是重中之重的任务。可以帮助患者术后恢复，早日回归到术前生活。

有的患者锻炼后可以接受手术治疗

肺功能不会一直保持在一个水平。如果身体经常活动的话，可以提高肺功能，经常躺着的话肺活量就会下降。与肌肉相同，锻炼越多，肺功能会越好。因此，术前康复锻炼非常重要，可以将身体调整到可以耐受手术的状态。如果术前认真康复锻炼的话，术后的状态也会变得更好，术后一般不会出现呼吸困难。而且对于无法进行手术的人来说，康复锻炼后有手术的可能。

即使每天步行也能锻炼身体

呼吸功能不是仅靠肺完成，与肌肉、心脏、血管等全身其他器官都有关系。可以通过全身活动让呼吸功能变得更好。特别要推荐的就是步行，不需要特意准备。对于有工作的人来说，即便在上班时步行一站地，也有效果。也可以去公园锻炼。可以寻找一些不勉强自己、又能享受的运动方式。

养成自己在家锻炼的习惯

广播体操

每天早上起床后立刻开始做广播体操

可以维持全身的平衡。扩胸的动作也很多，可以锻炼协助呼吸的胸部和腹部的肌肉。一边深呼吸一边做广播体操，效果会更好。一定要坚持每天早上都做

步行

享受步行的过程

一定要每天坚持下去。遛狗也好，拍照也好，一定要享受步行的过程。对于常年吸烟的人来说，在戒烟的基础上，增加步行的距离

在医院里有专门针对呼吸功能的训练

要点

肺部扩张，提高肺活量

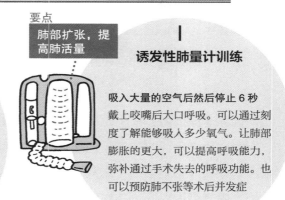

II 撅嘴呼吸法

吸气时间与呼气时间为 1：2

用鼻子慢慢吸气，之后稍微停止呼吸。待到数倍于吸气时间后，用嘴呼气。将手放在腹部，呼吸时确认腹部膨隆和凹陷的话，效果会更好

I 诱发性肺量计训练

吸入大量的空气后然后停止 6 秒

戴上咬嘴后大口呼吸。可以通过刻度了解能够吸入多少氧气。让肺部膨胀的更大，可以提高呼吸能力，弥补通过手术失去的呼吸功能。也可以预防肺不张等术后并发症

III 深呼吸

掌握排痰的诀窍

反复几次深呼吸后，从鼻子吸入大量空气。随后稍微停止一会儿，张开嘴，用力呼气。越用力呼气，就越容易将痰液排出

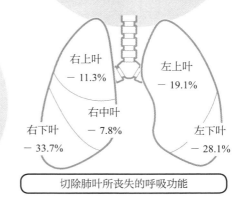

右上叶
－ 11.3%

左上叶
－ 19.1%

右中叶
－ 7.8%

右下叶
－ 33.7%

左下叶
－ 28.1%

切除肺叶所丧失的呼吸功能

住院时使用器械进行训练

在手术住院期间，可以在护士的指导下进行康复锻炼。使用器械辅助进行康复锻炼的代表性项目是，使用诱发性肺量计（incentive spirometer）进行的呼吸肌训练。其特征就是，可以一眼就看到能够吸入多少空气。从手术后第二天开始这项锻炼可以促进患者呼吸功能的恢复。

此外，护士也会指导患者怎么进行撅嘴呼吸法和排出痰液的方法。特别是对于常年吸烟的人来说，术后肺内容易淤积大量痰液。痰液会引发肺炎，所以一定要掌握排出痰液的方法。

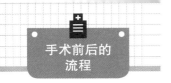

手术前一天住院，术后第二天开始下床走动

提前了解一下从住院到手术再到出院前的流程，了解在医院应该怎么度过吧。如果是标准手术的话，住院 1 周就够了。

住院时吃自己喜欢吃的东西，以保证身体健康

因肺癌手术住院和因其他疾病住院不同。肺癌一般没有什么症状。大多数人就算检查结果不乐观，也能精神抖擞地活动。因此在住院前，一般不需要静养。在手术前一天要尽可能步行，保证膳食平衡，与平时一样生活。最重要的是，术前调整好自己的心态，为手术做好准备。

手术前一天住院，术后第二天开始下床走动

基本上会在手术前一天住院，1 周左右出院。

住院

必须要带的东西
- ☐ 住院证，病例资料一份
- ☐ 睡衣，内衣，毛巾
- ☐ 肥皂，洗发水，牙刷
- ☐ 漱口杯，吸管
- ☐ 零钱

可以正常吃饭和洗澡

首先适应住院后的生活和了解麻醉，然后练习排痰从容地度过术前生活。很多时候直到晚上都可以吃和洗澡。手术前要服用泻药，为手术做好准备

手术当天

手术时间约 3 小时。深呼吸、活动脚腕从术后当天开始

手术当天早上起床后不要进食和喝水。换好手术衣后开始等待手术，手术时间到了以后，就前往手术室。从背部进行麻醉，待麻醉起效后开始手术。如果不是大手术的话，手术时间约 3 小时。留置胸腔导管，用于引流手术后胸腔内的血液及积液，然后返回病房

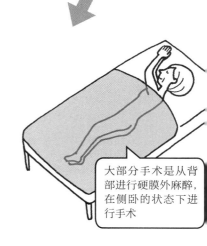

大部分手术是从背部进行硬膜外麻醉，在侧卧的状态下进行手术

住院是疾病的根源！？ 要尽量早日出院

虽然手术必须住院，但是住院也会带来不利影响。不管是多健康的人，只要卧床，全身的功能都会下降，所以应该尽量缩短住院时间。

接受手术之后，一定要从术后第2天就开始活动。这样可以预防血栓形成，以及心肌梗死、脑卒中等术后并发症。

排痰也可以预防肺炎等并发症。当痰液堵在气管内时，可以用事先练习过的排痰方法将其排出。排痰困难时，可以将头低下，采取俯卧的姿势也有利于排痰。如果术后状态较好的话，5~7天就可以出院，回归日常生活。

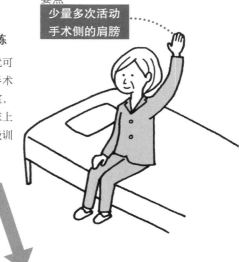

要点
**少量多次活动
手术侧的肩膀**

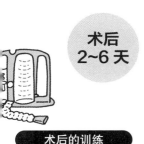

术后 2~6 天

绕着病房走也是康复锻炼

术后恢复没有问题的话，就可以拔除胸腔引流管。活动手术侧的肩膀，去商店和谈话室，尽量活动自己的身体。在床上的时候，可以继续进行呼吸训练。尽量做到不要积存痰液

术后的训练

- 诱导性肺量计训练（incentive spirometry）
- 撅嘴呼吸法
- 排痰
- 活动肩膀
- 通过步行活动全身

立刻下床走动，开始练习排痰

术后第 2 天的早上就可以正常进食。补充了能量后，不要忘记活动身体。通过步行早日恢复呼吸功能。同时开始呼吸训练。如果伤口疼痛的话，立刻告诉医生，尽早服用止痛药

手术第 2 天

出院

1 周左右出院

术后没有并发症，体力评定结果正常的话，术后 5~7 天就能出院。听取出院后的注意要点，支付医药费用后就可以回家

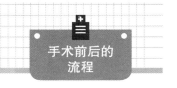

如果能够认真康复的话，术后就能恢复日常生活

> 出院以后，要调整心理状态，过上如住院前那样的日常生活。对于有工作的人来说，可以边调整自己的身体状态边回归职场。

静养时间过长的话，就无法恢复呼吸功能

出院后的生活没有限制。术后如果过于小心翼翼的话，则肺和全身的功能无法恢复。与住院时相同，要尽量活动。最好出院以后，养成每天步行或做广播体操的习惯。呼吸功能会在术后3个月左右慢慢恢复。即便切除了一侧肺，身体也能在6~12个月逐渐习惯，平稳过渡到普通的生活。

即便是没到复诊时，只要感觉到异常就立即就医

从伤口到手术侧前方的胸腔感觉到有些疼痛的话，属于正常的。但是，如果从伤口渗血或渗液的话，一定要就医处理。如果出现发热、呼吸困难、活动困难、无法进食的话，一定要立即就诊。尽快接受治疗。

如果没有异常状况，就在手术2周后按照预定计划复诊。这时手术时切除的组织的病理检查结果应该已经出来了，由此可以确认是否需要继续术后治疗。

发生这些情况时，一定要尽早就医

以下症状是肺炎等并发症的征象。如果出现了，即便没有预约也要去医院就诊检查。

体重急剧下降

持续发热
（38℃以上）

从伤口渗血或渗液

安静状态下呼吸困难，非常痛苦

持续几天没有食欲

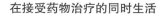

出院后，尽量像往常一样生活

在接受药物治疗的同时生活
术后需要接受药物治疗时，会在术后2~3个月内开始。第一次治疗时需要住院，第二次之后大多会在门诊进行

出院

通过筛查来确认是否复发
术后3个月、6个月、1年接受定期复诊。确认癌症是否复发

1个月之后就可以回归社会
不需要药物治疗的患者，只需要定期复诊。在身体活动的同时，可以开始做家务、工作，逐渐恢复生活原本的节奏

每天外出一次，调整心理状态

活动身体的目的不仅是恢复肺功能。因为患肺癌经常呆在家里的话，精神状态也会变差。其中也有人术后患上了抑郁症、丧失了治疗欲望。为了防止出现这种状态，请每天出门一次吧。可以和家人一起去购物，和身边的朋友、熟人去喝茶，即便是只出去一会儿，也能防止心情郁闷。太在意疼痛的话，是过于担心的表现。虽然伤口及胸腔的疼痛没有完全消失，但是如果疼痛持续2~3个月，一直卧床的话，会对治疗产生不利影响。可以咨询主治医生，使用止痛药，让自己过得更舒服。

与公司商量，一开始恢复工作时可以缩短上班时间

对于有工作的人来说，术后大概2周就可以联系公司，商量复职事宜。术后状况较好，工作场所在办公室的话，术后2周到1个月后就可以回归职场。和公司表达自己的想法，如"复工时想要避开高峰满员乘车""每天可以工作6小时"等。

虽然可能会有完全回归职场的干劲儿，但是千万不要勉强自己。勉强自己给公司带来麻烦的话，反而会成为你心情低落的原因。因此，要告诉公司希望慢慢习惯适应自己的身体。如果缩短上班时间会给公司造成损失的话，也可以休长假，做好康复后再回归工作。

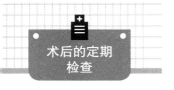
术后通过定期检查及时发现癌症复发

> 即便手术时已经将癌症病灶完全切除，也会有肉眼看不到的微小癌症病灶残留，因此术后 5 年内要定期接受检查。

几乎所有的复发会在术后5年内出现

肺癌的治疗效果由5年生存率决定。大多数情况下，复发、转移会在术后5年内出现。即便手术时觉得全部切除干净了，也会有肉眼无法看到的微小癌症病灶残留在体内的可能性（参照下表）。

手术后一定要接受定期检查。检查一般会在术后的第3个月、第6个月进行。之后每3~6个月检查1次，需要持续5年。如果术后5年平安无事的话，就认为癌症已经治愈。

胸部CT检查可以尽早发现癌症复发

需要每6~12个月做1次定期检查，胸部CT检查非常可靠。CT能清楚地显示X线检查很难看到的病灶，因此能在早期发现复发及转移。

如果是数毫米的阴影，很难确定是否属于复发。因此，医生会建议患者"3个月以后再来检查"。虽然理解患者可能会想"在这期间恶化了该怎么办"，但是在做出诊断之前，可以和平时一样生活。

即便做了手术，也有癌症病灶残留的可能

2004 年接受肺癌手术的 11 663 人的调查结果。虽然与 1999 年相比比例降低了，但仍有 5%~10% 的人被发现癌症残留。

残留的程度	1999 年（%）	2004 年（%）	
R0 （没有残留）	88.8	93.5	
R1 （显微镜下可见的癌细胞残留）	7.1	2.5	5%~10% 的患
R2 （肉眼可见的残留）		3.0	者会有癌症病
RX （无法判定）	—	1.0	灶残留
缺损值 （缺乏数据）	4.1	0	

（引自《2004 年肺外科切除案例的全国统计相关的报告》肺癌登记合同委员会）

肺癌发生远处转移时，有时候可以出现自觉症状。希望大家可以注意下列的症状。

肝 转移

（倦怠感） 是肝功能障碍的代表性症状。但是在转移灶变大之前患者很难自己察觉到

（黄疸） 巩膜黄染，面部、身体的皮肤变黄，尿液颜色变深

（腹胀） 癌细胞转移后，会有腹腔积液，很容易出现腹胀不适的情况

骨 转移

（疼痛） 骨骼中有能够感知到疼痛的神经，被癌症病灶压迫后，就会感觉到疼痛

（骨折） 忍受疼痛继续生活的话，就会出现骨破坏、骨折等情况

（手脚麻痹） 压迫到脊神经的话，手脚会变得不灵活

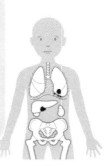

肾 上 腺 转移

（满月脸、水肿） 肾上腺出现异常、肾上腺激素过量分泌从而导致上述症状。有时候患者会变胖

（恶心） 向肾上腺两侧转移时发生的肾上腺危象的症状。也会出现低血压

脑 转移

（头痛、恶心） 随着转移灶不断变大，颅内压力也会升高，出现头痛、恶心等症状

（四肢麻痹） 癌症转移至控制身体运动功能的部位后，会引发四肢麻痹或语言功能障碍

（步行时身体不稳） 转移到大脑后下方的小脑后，会影响身体保持平衡

物治疗的不良
相似，因此一定
医生好好确认

即便术后5年后也要注意再次患癌

术后观察中，非常重要的是，精神不要过度紧张，注意身体状况。治疗目的不是与癌症抗争，而是延长高质量的生活时间。不要让癌症支配你的情绪，请尽量保持快乐的心态去生活。

但是，70多岁、80多岁、90多岁，随着年龄的增长，身体的各个部位难免会出现疼痛，患者情绪也会变得低落。不要勉强自己，感觉到不舒服时请与主治医生沟通。

而且即使治疗数年后，也可能还会出现除了复发、转移之外的其他类型的癌症，即再次患癌。即使5年之后，最好也要定期接受CT检查。

不能手术时的治疗方法

即便体力状况不佳也不要放弃治疗！

因为体力状况较差，或同时患有其他疾病等原因无法进行手术时，可以选择药物治疗或放疗（参见第 3 章和第 4 章）。另外，部分医院还有如下治疗方法。

可以使用保险
光动力疗法（PDT）

············ 住院时的流程 ············

静脉注射光敏剂

↓

插入支气管镜，照射低功率激光

↓

杀死癌细胞后，用支气管镜取出坏死的肿瘤组织

体积较小的鳞癌可以达到 95% 的治愈率

注射容易聚集在肿瘤组织，并且对激光可以起反应的药物，通过照射激光活化光敏药物，引发光化学反应破坏癌细胞的治疗方法。随后用支气管镜取出坏死的肿瘤组织。对于位于肺门的鳞癌非常有效，如果肿瘤大小在 1cm 以内的话，这种治疗方法可达到 95% 的治愈率。周围型腺癌是否有效，目前还在临床试验中。治疗需要住院 1~2 周，即便是体力较差的患者也无妨。注射药物后 4 周内不要照射强光。

不能使用保险
粒子治疗

比起普通的放疗不良反应较少

粒子是放射线的一种。虽然也与 X 线相似，但是其与 X 线的能量分布不同。在能量最大的时候攻击杀死癌细胞。对一些患者来说，有时候可能会起到和缩野手术相同的效果。

分为重离子和质子两种，重离子的能量较强。治疗对象是非小细胞肺癌、无法耐受手术的患者。但是只能在右侧表内所列的医院接受治疗，费用需要花费 300 万日元左右，价格比较昂贵。

日本可以提供粒子治疗的医院

北海道	北海道大学医院
	札幌祯心医院
福岛县	南东北癌症质子治疗中心
群马县	群马大学医学部附属医院
千叶县	国立癌症研究中心
	东院放射线医学综合研究所
神奈川县	神奈川县立癌症中心
长野县	相泽医院
福井县	福井县立医院
静冈县	静冈县立静冈癌症中心
爱知县	名古屋质子治疗中心
兵库县	兵库县立质子治疗中心
冈山县	冈山大学津山中央医院（共同运用）
佐贺县	九州国际重离子癌症治疗中心
鹿儿岛县	medipolis 国际质子治疗中心

冷冻疗法

使用 –130℃以下的低温冷冻癌症

无论是正常细胞还是癌细胞，都会在低温下被冷冻后死亡。冷冻疗法就是利用这个原理，用 –200~–130℃的液氮杀死癌细胞。

最大的优点是，治疗仅需要 1 小时，不会给身体带来比较大的负担。其他类型的癌症还处在临床试验的阶段，虽然没有科学依据，但是也有报告显示可以杀死 3cm 以下的癌症。仅有一部分医院可以提供这项治疗，而且也不可以使用保险报销。

射频消融术（RFA）

要考虑穿刺的风险，在没有其他治疗方法时的治疗选择

RFA 是一种将带有电极的针穿刺到癌症病灶，使用热量灼烧杀伤肿瘤的方法。使用与调幅波（AM）频率相同的电磁波加热治疗。经常用来治疗肝癌，只有部分医院可以用这种方法来治疗肺癌。优点是对身体造成的负担较小，治疗对象是直径小于 3cm 的癌症。与肺癌分型及位置无关。

虽然只需要麻醉和注射就可以完成治疗，但是穿刺时，肺部会进入空气，引起并发症。穿刺针并不一定是刺入病灶的中心，所以有可能无法得到预期的疗效。因此要在确认疗效及风险后，再讨论是否选择这种治疗方式。

经皮穿刺微波凝固治疗法（PMCT）

肝癌常见的治疗方法，很少用来治疗肺癌

PMCT 是一种使用微波产生的热量来灼烧癌症病灶的方法。治疗肺癌的效果值得期待，部分医院正在进行相关的临床试验。与射频消融术相同，会出现气胸等并发症，所以要慎重选择。

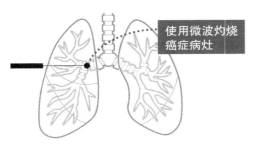

使用微波灼烧癌症病灶

内镜下放疗
小线源疗法

对于位于肺门的小肺癌来说非常有效

这是一种在支气管中插入管道，发射放射线的方法。与普通的放疗不同，不会伤害周围的组织，可以照射大剂量的放射线。以小于2cm 的中央型肺癌为主要治疗对象。但是目前能够提供这种治疗方法的医院很少，只有少数医院能做。

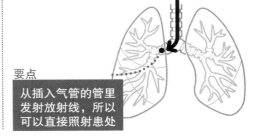

要点

从插入气管的管里发射放射线，所以可以直接照射患处

接受了肺癌手术的人到底经历了什么？术后会以
怎样的心情度过的呢？希望其他患者的治疗经
过，能成为你选择治疗时的参考病例。

（65岁，女性） **"夫妇二人一起享受登山的乐趣"**

女儿发现我一直在咳嗽，所以我不情愿地去附近的市立医院就诊。医
生对我说，"肺里有小阴影，所以需要再做一些详细的检查"。第三
次就诊时，被诊断为肺腺癌。最开始我觉得有些愤怒及后悔，"我这
么在意我的健康，怎么会得肺癌了呢？"从医院回去的路上，我已经
不记得发生什么了。

等到心情平复后，女儿和丈夫陪我一起去了医院。医生说："不吸烟
的人也会患肺癌，但是可以通过手术切除。半年后就可以爬山了！"

住院10天，切除了右上肺叶。虽然术后呼吸困难和伤口的疼痛比想象
中严重，但是在医生的鼓励下我专心康复锻炼。出院后每天以走5000
步为目标。

手术距今已经过去了2年，没有出现复发。非常享受和退休的丈夫一
起爬山、泡温泉后回家的过程。

（47岁，男性） **"遇见了愿意为我做手术的医生"**

"癌细胞已经扩散，无法进行手术。可以用抗癌药治疗！"我至今仍无
法忘记听到这句话时的震惊。女儿今年11岁，儿子刚上小学，我绝对不
能因为肺癌死掉。完全没想过除了通过手术治愈以外的其他治疗方法。

有没有能够通过手术治愈晚期癌症的医生？我努力从熟人那里收集信息、
找关系。于是找到的是高中的同年级同学A。虽然我知道他大学学医，
但是现在才知道原来他是胸外科肺癌专业的医生。于是尽快就诊，他告
诉我"虽然有风险，但是应该可以通过手术治愈。"

暂时一边工作一边去医院接受抗癌药治疗和放疗。2个月后，进行了8个
小时的大手术。"应该全部切除了，你非常的努力！"听到这样的话，
我特别开心。

为了以防万一，我现在一直在使用抗癌药治疗，没有复发，还在继续工作。

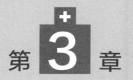

第 3 章

通过放疗缩小癌症病灶

　　无法手术，希望选择除手术以外其他治疗方法时，最先探讨的就是能否放疗，联合药物治疗以治愈为目标，采用止痛等方法，根据分期和患者的期望选择适合的治疗方法。

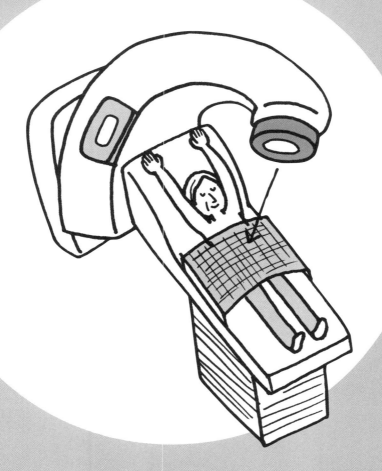

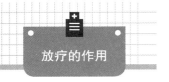

放疗是无法手术时的第一治疗选择

> 放疗是通过破坏癌细胞的基因将其杀死的治疗方法，是无法手术时最先探讨的治疗方法。

高龄患者、同时患有其他疾病的患者也可以选择放疗

对于放疗，是不是有"晚期癌症的缓和治疗"的印象？虽然过去确实如此，但现在情况不同了。随着技术的进步，放疗更多是作为以治愈为目标的治疗方法，被越来越多的患者选择。与手术相比，虽然相关数据的科学依据不足，但是在欧美国家，很多患者会将放疗作为最初的治疗选择。不仅以"缓和"，还以"治愈"为目标，是非常有希望的治疗方法。

细胞分裂越活跃的癌症，放疗越有效

放疗的主角是与影像学检查时相同的X线。利用X线穿过物体时，吸收能量离子化的性质。从身体表面照射后，可以穿过皮肤、脂肪、内脏等部位，破坏癌细胞的DNA。

虽然正常细胞也会受到放射线损伤，但是细胞分裂越活跃的癌细胞受到的损伤越大，杀死癌细胞时只会留下痕迹，不会损伤身体。

即便是小细胞肺癌，早期也可以治疗

放疗的优点是可以治疗任何类型的肺癌。对于腺癌、鳞癌来说，如果是早期的话，可以得到和手术相似的效果。对于发展速度较快、无法手术的小细胞肺癌也有效。Ⅰ期的话，可以以治愈为目标，Ⅱ期和Ⅲ期则与药物治疗联合发挥疗效。虽然Ⅱ期和Ⅲ期治愈的可能性不高，但是可以有效地控制癌症，延长生命。

希望发生如下情况时，可以积极地选择放疗。即便身体状况无法接受手术治疗，也可以接受放疗。

高龄、患有其他疾病的患者

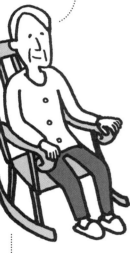

I 期　II 期

无法进行手术时，以治愈为目标

对于非小细胞肺癌的 I ~ ⅢA 期、小细胞肺癌的 I 期，手术是首选治疗。但是在肺癌患者中高龄患者较多，有近半数的患者无法接受手术治疗。如果无法进行手术的话，也可以选择放疗来治愈。治疗小细胞肺癌放疗可以和药物治疗一起进行（参见第 80、82 页）

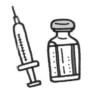

消灭原发病灶或使其缩小

根治性治疗

ⅢB 期

大多数情况会联合药物治疗

非小细胞肺癌进入ⅢB 期后，手术就很难有效。即便如此放疗与药物治疗联合的话，可以提高 3 年甚至 5 年后生存的可能性。对于小细胞肺癌来说，药物治疗起效时，可以追加放疗（参见第 81、84 页）

缓解由于转移引起的症状

缓和治疗

Ⅳ 期

放疗可以缓解疼痛

对于晚期肺癌来说，最痛苦的就是疼痛等症状。放疗可有效地缓解骨痛，提高患者的生活质量。缩小脑转移病灶有抑制脑损伤的效果（参见第 86 页）

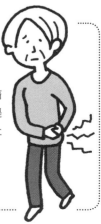

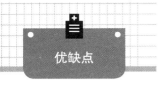

放疗可以达到接近手术的效果

> 放疗最大的优点是，与手术相比，对身体的负担较小。体力较差及合并有其他疾病的患者可以进行放疗。

照射适量的放射线可以消灭癌症

放疗的效果由射线量决定。射线量就像药物的剂量。射线量过多的话，会出现不良反应，射线量过少的话，则没有效果。

射线量的单位是Gy。肺癌的话，60Gy是可以安全使用的射线量标准。达到60Gy剂量需要接受20~30次治疗。射线量超出60Gy的话，会伤害身体，容易导致癌症复发。如何照射合适的剂量，是治疗的关键。

放疗已经发展到这个程度了！

如何使放疗在不损伤健康组织的前提下，只攻击癌细胞？技术进步后，这个问题得到了解决。

传统型 二维放疗

会损伤健康组织
过去通过平面的X线图像确认位置后，照射放射线。无法拍摄到病灶的立体图像，会照射到不需要照射的地方，应该受照射的部位却照射不到

三维适形放疗

3D-CRT

又称多排螺旋CT，以全身的断层图像为基础，可以看到器官的立体图像
可以准确显示出病灶的形状、正常脏器的位置，因此可以在确认射线量分布的同时，制订精密的治疗计划

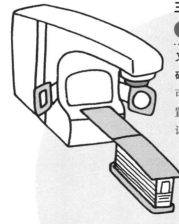

进行精准定位并给予大剂量照射的技术十分发达

能破坏癌细胞的放射线照射身体后，会损伤皮肤和内脏。特别是对于肺、心脏和脊髓这些与生命息息相关的器官及其周围组织。如何安全地只照射病灶部位是放疗的首要任务。但是在近20年间，放疗的技术发生了显著的进步。如下图所示的新型照射方法接连诞生，可以集中地照射癌症病灶部位，不仅十分安全，也提高了治疗效果。

早期癌症，即便是体力很差的患者也有可能接受放疗。但是对于患有间质性肺炎、肺状态较差的患者来说，放疗可能会使病情恶化。与主治医生认真商量，讨论是否要接受放疗。

调强放疗 IMRT

既便与脊髓相邻，也可以精准照射
癌症的形状不是圆滑的球形，大多数是凹凸不平的不规则形状，因此如果以均一的强度照射的话，就会损伤到周围的组织。对于癌症病灶调整照射线量，给予大剂量照射，而减少对于周围正常组织的照射，这就是 IMRT

影像引导放疗技术 IGRT

比 CT 定位更加准确
使用装有定位装置及软件的照射机器。能够将体内正确的构造导入软件，并修正坐在照射台上出现的偏差。有的医院会在进行定位放射治疗时，配套使用这项技术

立体定向放疗 SRT

从多个角度使用放射线精准照射微小病变

立体定向放射外科
SRS

以脑为对象，与手术接近的放疗
正如手术这个名称一样，给予一次高剂量放射线照射来攻击癌症的治疗方法。用来治疗脑部肿瘤的放疗技术"伽玛刀手术"，是其中的一种。在肺癌的治疗中，出现脑转移引起的症状时，可以选择此治疗方法（参见第87页）

立体定向体部放疗
SBRT

从多个方向大剂量照射。即便是Ⅲ期也很容易治好
提到肺癌的立体定向放疗，一般指这种方法。以肺为先，集中治疗身体中心（躯干）的癌症。最大的误差也只在数毫米以内，使用固定器械固定身体。可以正确掌握呼吸时肺的活动和病灶的误差，随后照射放射线

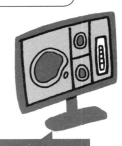

可以通过图像确认准确的位置

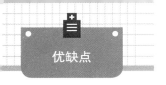
放疗会引起肺炎等不良反应

> 根据分期，放射线的疗效是有限的。而且还会给肺及周围的组织带来严重的不良反应，一定要多加注意。

放疗效果较好的是不超过Ⅲ期的肺癌

虽然放疗的效果逐年提高，但是事实上疗效也是有限的。肿瘤直径小于4cm，仅在原发部位的话，就有治愈的希望。但是一旦向远处脏器转移，治愈就比较难了。Ⅲ期以前可以以治愈为目标（如果是小细胞肺癌的话参见第82页）。

但是癌症的性质存在个体差异，有时候可以取得比预想更有效的效果，所以最好和主治医生好好商量一下。

有的患者无法接受放疗

根据患者身体的状态，也有不适合放疗的情况。首先是癌症的位置，如靠近左、右两肺之间的纵隔，或转移至纵隔的淋巴结这些位置。食管等很多重要的器官都分布在纵隔内，因此不能轻易照射放射线。另外，如果患有间质性肺炎或尘肺等肺部疾病的话，无法耐受治疗。这时就需要主治医生综合分析后判断。

放疗与药物治疗联用容易产生不良反应

对于Ⅲ期肺癌的治疗来说，放疗与药物治疗联合能提高治疗效果。这时需要注意的就是不良反应。与仅接受放疗相比，放疗与药物治疗联合更容易引起不良反应，且不良反应比较严重，如骨髓抑制，也有引起肺炎的风险。

体力状况较差的患者，担心容易出现不良反应的高龄患者，要和主治医生好好商量治疗选择。选择好治疗时机，一起寻找可以减轻不良反应的治疗方法。

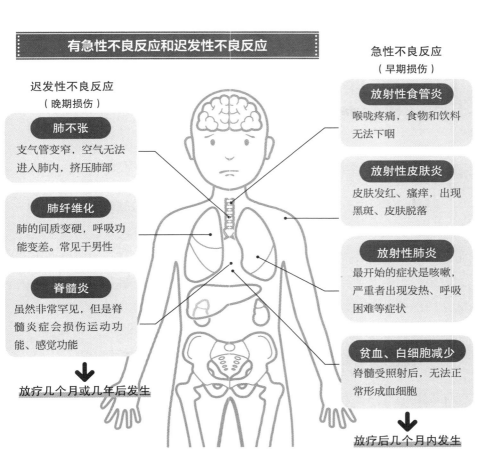

有急性不良反应和迟发性不良反应

急性不良反应
（早期损伤）

迟发性不良反应
（晚期损伤）

肺不张
支气管变窄，空气无法
进入肺内，挤压肺部

肺纤维化
肺的间质变硬，呼吸功
能变差。常见于男性

脊髓炎
虽然非常罕见，但是脊
髓炎症会损伤运动功
能、感觉功能

放射性食管炎
喉咙疼痛，食物和饮料
无法下咽

放射性皮肤炎
皮肤发红、瘙痒，出现
黑斑、皮肤脱落

放射性肺炎
最开始的症状是咳嗽，
严重者出现发热、呼吸
困难等症状

贫血、白细胞减少
脊髓受照射后，无法正
常形成血细胞

放疗几个月或几年后发生

放疗后几个月内发生

肺炎也会让身体状况变差

放疗的不良反应的特征之一是不良反应出现的时间有时差。分为从治疗时到治疗后3个月内出现的早期损伤及放疗后几个月或几年后出现的晚期损伤。早期损伤的代表性症状是炎症，如皮炎、食管炎及肺炎（肺组织出现炎症）等。肺炎加重后，肺泡之间的间质就会变性，导致呼吸功能严重下降。晚期损伤中比较多见的是肺炎恶化后出现的肺纤维化，肺部空气不足引起的肺不张等。

虽然比起手术，放疗对身体的影响较小，但是在放疗后需要长期注意自己的身体状况变化。

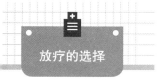

Ⅰ期、Ⅱ期可以单独放疗，Ⅲ期放疗需要与药物治疗同时进行

> 以治愈为目的的放疗如何进行？下面一起来详细了解具体过程。根据癌症的位置、发展程度来制订有效的放疗计划。

肿瘤直径小于5cm的Ⅰ期肺癌选用立体定向放疗较好

腺癌、鳞癌等非小细胞肺癌的Ⅰ期，最适合选用立体定向体部放疗（SBRT，参见第77页）。特别是对于位于肺深处的癌症，可以发挥极好的效果。预防照射部位复发的局部控制率为86%。短期照射更高剂量的话，局部控制率可以达到98%。对于位于肺门的癌症来说，使用普通放疗的情况较多，大约照射30次低剂量放射线。

Ⅰ期、Ⅱ期肺癌的扩散范围变大，需要精准照射

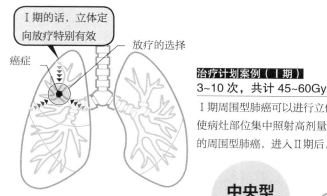

Ⅰ期的话，立体定向放疗特别有效

癌症

放疗的选择

周围型肺癌

治疗计划案例（Ⅰ期）
3~10次，共计45~60Gy

Ⅰ期周围型肺癌可以进行立体定向体部放疗（SBRT），使病灶部位集中照射高剂量放射线。即便是同样分型的周围型肺癌，进入Ⅱ期后，通常需要照射6周

中央型肺癌

治疗计划案例（Ⅰ期）
每天1次，1.8~2.0Gy
每周照射5次，持续6周

在紧靠纵隔的位置照射放射线。包含周围的淋巴结在内，照射范围不要太大

Ⅲ期肺癌想要治愈的话，需要同时进行药物治疗

对于Ⅲ期非小细胞肺癌来说，同时进行放疗和药物治疗是最有效的。上述的放疗方法，也是治疗指南推荐的治疗日程。如果体力状况允许的话，可以同时进行放疗和药物治疗。治疗时间为6~8周。

大致需要的体力状况以第45页的PS评分为标准。PS评分为0~1分，可以同时接受两种治疗。PS评分为2分，日常生活必须其他人帮助的话，高强度的治疗反而会让身体变得更加虚弱。先接受6周的放疗，看看治疗效果。

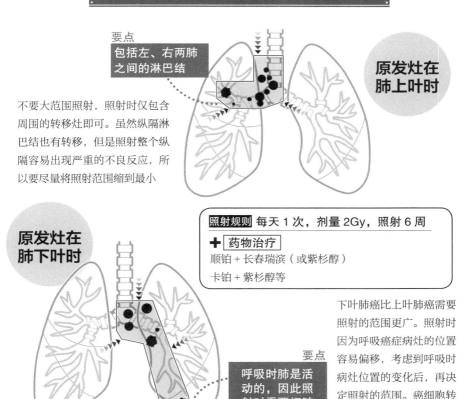

Ⅲ期肺癌的扩散范围变大，需要精准照射

要点
包括左、右两肺之间的淋巴结

不要大范围照射，照射时仅包含周围的转移灶即可。虽然纵隔淋巴结也有转移，但是照射整个纵隔容易出现严重的不良反应，所以要尽量将照射范围缩到最小

原发灶在肺上叶时

原发灶在肺下叶时

照射规则 每天1次，剂量2Gy，照射6周
➕ 药物治疗
顺铂＋长春瑞滨（或紫杉醇）
卡铂＋紫杉醇等

要点
呼吸时肺是活动的，因此照射时需要把肺活动时的位置包含在内

下叶肺癌比上叶肺癌需要照射的范围更广。照射时因为呼吸癌症病灶的位置容易偏移，考虑到呼吸时病灶位置的变化后，再决定照射的范围。癌细胞转移至上叶时，需要扩大照射范围

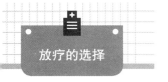

如果是小细胞肺癌，放疗可以联合药物治疗一起攻击癌细胞

> 对于治疗困难的小细胞肺癌来说，要提前了解一下该如何进行放疗，以及会有怎样的疗效。

即便无法进行手术，也可以选择药物治疗和放疗

小细胞肺癌对药物治疗和放疗较敏感。即便确诊时已经晚期，无法进行手术，也可以选择其他治疗方法。对于Ⅱ期和Ⅲ期的患者来说，放疗是第一选择。如下图所示，分为早期局限型和局限型。放疗同时尽早开始药物治疗。在短期内集中照射的加速超分割放疗也十分有效。

对于Ⅰ期体力状况较差的患者也有效

如果十分幸运在Ⅰ期就确诊的话，是可以进行手术的。但是现实中体力状况不佳或患有其他疾病无法耐受手术的患者比较多。药物治疗也非常容易见效，所以和主治医生认真商量下选择哪种治疗方法更好吧。

对于虽然患有其他疾病但体力状况较好的患者来说，可以选择同时进行药物治疗和放疗。

在 3 种发展程度中，早期局限型、局限型是有效的

◀ 有效，推荐放疗联合药物治疗 ▶ | 效果未知

早期局限型	局限型（LD）	进展型（ED）
TNM 分期的Ⅰ期。以手术治疗为主，但是无法进行手术的话，放疗＋药物治疗也有效	TNM 分期的Ⅱ期、Ⅲ期。标准治疗是放疗＋药物治疗	TNM 分期的Ⅳ期。虽然以药物治疗为标准，但是期待放疗＋药物治疗可以缓解症状

如果想要获得好的放疗效果，脑部也需要照射

想要每天照射
1 次的患者

可以每天照射
2 次的患者

普通放疗

例 每天照射 1 次 1Gy，持续 5~6 周

如果无法耐受每天照射 2 次或因为其他原因无法进行加速超分割放疗，可进行普通放疗，每天照射 1 次 1Gy，持续 5~6 周

加速超分割放疗

计划
每天照射 2 次 1.5Gy，持续 3 周

延长治疗时间的话，癌细胞有再次增殖的风险。因此，短时间集中照射的效果是非常好的。每天 2 次，持续 3 周

同时使用顺铂 ➕ 依托泊苷

例 2 周 × 每 4 周 1 次 × 4 个疗程

可以配合药物治疗来提高治疗效果。特别是与加速超分割放疗联合治疗的话，越早期开始越有效

如果有效的话

预防性全脑放疗（PCI）

如果想要药物治疗和放疗有效的话，最好对脑部也进行放疗。可以杀死肉眼无法看到的脑部微小转移病灶

计划 每天 1 次 2.5Gy，持续 2 周；或每天 1 次 2Gy，持续 3 周

可以通过照射脑部预防脑转移

肺癌是容易向脑转移的癌症，而且发展到肉眼可见的病灶，需要一定的时间。即便影像学无法显现，也有微小的癌细胞正在增殖的可能。因此，如果放疗让癌症病灶缩小了的话，脑部也要接受放疗。全脑照射放射线，攻击癌细胞的"预防性全脑放疗（PCI）"非常有效。在肺的治疗后，最好不要间隔太久治疗才会比较有效，治疗时需要连续2周去医院。但是脑部放疗后可能会出现定向障碍、认知功能变差、脱发等不良反应，所以请和你的主治医生认真商量后，再决定要不要进行这种治疗。

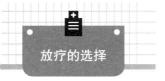
放疗可以作为术前的新辅助治疗

> 放疗不只是无法手术治疗时的选择。根据疾病发展程度，放疗也可以在术前进行。

病灶越小，就越可以完全切除

放疗作为手术的辅助治疗时，分为术前放疗和术后放疗两种模式，也就是缩小癌症病灶后手术的方法和手术切除癌症病灶后为了预防复发进行照射的方法。

对于无法手术的晚期肺癌，术前放疗的案例在不断增多。如果放化疗能够缩小癌症病灶的话，就可以手术了。治疗后有治愈的可能，这是很大的优点。

转移至淋巴结的III期肺癌术后要考虑放疗

虽然术后放疗在日本不是常用的治疗方法，但在其他国家会经常进行。治疗对象是ⅢA期非小细胞肺癌患者。有报道显示，对于转移至纵隔淋巴结的患者来说，放疗可以起到预防复发的效果。

另外，对于Ⅰ期和Ⅱ期的肺癌患者来说，放疗会严重损伤身体，无法起到延长生存时间的效果。小细胞肺癌手术后，比起放疗更适合药物治疗。

最好和药物联合治疗

与术前放疗、术后放疗一起，同时进行药物治疗可以提高治疗效果。但会稍微延长治疗时间，根据自己的病情，和主治医生商量一下吧。药物治疗的缺点是容易出现治疗不良反应。体力差或想要尽量减少对身体影响的患者，可以将自己的想法告诉主治医生。只做药物治疗或放疗，可以先后序贯进行。

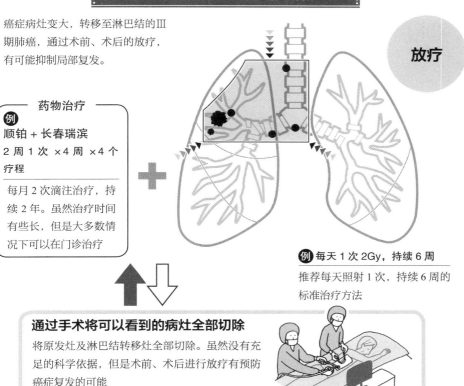

在 III 期肺癌治疗中作为辅助治疗

癌症病灶变大，转移至淋巴结的 III 期肺癌，通过术前、术后的放疗，有可能抑制局部复发。

放疗

药物治疗

例
顺铂＋长春瑞滨
2 周 1 次 ×4 周 ×4 个
疗程

每月 2 次滴注治疗，持续 2 年。虽然治疗时间有些长，但是大多数情况下可以在门诊治疗

例 每天 1 次 2Gy，持续 6 周

推荐每天照射 1 次，持续 6 周的标准治疗方法

通过手术将可以看到的病灶全部切除

将原发灶及淋巴结转移灶全部切除。虽然没有充足的科学依据，但是术前、术后进行放疗有预防癌症复发的可能

比起定向放疗，标准治疗就可以

被确诊为 I 期的肺癌，放弃手术直接进行放疗时，定向放疗非常有效。集中照射病灶，杀死癌细胞。II 期以后肺癌的治疗，目前更推荐选择标准治疗。

可能有的患者会觉得"为什么定向放疗更有效，却要选择普通的放疗呢？"请大家记住，虽然集中照射对于体积较小的癌症有效，但是当癌症病灶变大或发生转移时，稍微扩大照射范围会更有效。这是为了不放过可能已经扩散到周围的癌细胞。

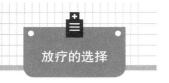
抑制骨转移和脑转移产生的疼痛感

> 转移至远处脏器的Ⅳ期肺癌，患者会出现疼痛的症状。放疗可以缓解疼痛，提高生活质量。

放疗对于骨痛非常有效，50%~80%的患者可以得到改善

大多数肺癌没有症状，但是对于转移至远处脏器的Ⅳ期肺癌来说，患者会出现痛苦的症状。有时候可以从不愿意外出，到丧失治疗的欲望。其中最痛苦的就是发生了骨转移。如果发现骨转移的话，建议尽早接受放疗。即便不能完全消灭已经转移的癌细胞，但是可以缩小癌症病灶，抑制癌细胞活性。骨对放射线较敏感，50%~80%的患者可以获得很好的治疗效果。

无论是转移还是恶化，放疗都能发挥作用

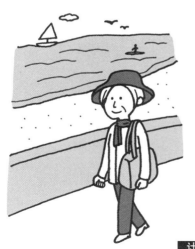

通过放疗进行的缓和治疗，对骨、脑、肺这三个部位格外有效。可以抑制由于癌症转移和疾病恶化出现的症状。

骨转移

缓解骨痛后，直到临终前都可以外出

转移到骨后，步行、起身时会出现疼痛，也非常容易骨折。尽早放疗，消灭癌细胞非常重要，可以避免长期卧床带来的风险，直到临终前都能按照自己的方式生活

计划

— 放疗 —
- 每天 1 次 3Gy，持续 2 周
- 每天 1 次 4Gy，持续 1 周
- 每天 1 次 8Gy，仅需 1 次

+

— 药物治疗 —
- 抑制骨吸收药物
- 治疗骨质疏松症的药物
- 钙、维生素 D

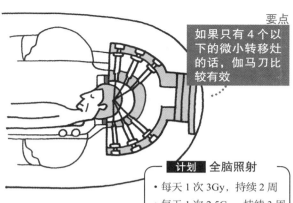

脑转移

出现头痛、恶心等症状时

发生脑转移后，会出现头痛、恶心、眩晕、走路不稳等症状。除了整个脑都照射的全脑放疗外，小范围集中照射的伽马刀治疗也非常有效

要点

如果只有4个以下的微小转移灶的话，伽马刀比较有效

计划 全脑照射

• 每天 1 次 3Gy，持续 2 周
• 每天 1 次 2.5Gy，持续 3 周
• 每天 1 次 2Gy，持续 4 周

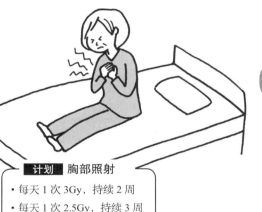

计划 胸部照射

• 每天 1 次 3Gy，持续 2 周
• 每天 1 次 2.5Gy，持续 3 周
• 每天 1 次 2Gy，持续 4 周

肺癌晚期

可以缓解由于气管狭窄造成的呼吸困难

肺癌进入Ⅳ期后，癌细胞大范围扩散，肺功能变得很差。癌细胞有时候阻塞气道，给予放疗，期待可以达到将病灶暂时缩小的效果

也可以改善脑转移后出现的不适症状

发生脑转移时，放疗也有帮助。药物治疗对脑转移很难起效，但是放疗非常容易发挥其作用。在转移灶较少的时候，进行集中照射，即定向放疗中的一种伽马刀治疗。

治疗需要1~2小时，治疗一次就可以完成也是其优点之一。如果是5个以上的转移灶或转移灶体积较大，就需要全脑接受放射线照射，即全脑照射。另外，肺癌进入Ⅳ期后，肺部的原发灶也会引起一些症状。如果出现呼吸困难或疼痛的症状，可以实施照射肺部的胸部姑息放疗。目的是能保持"即便患有癌症，到临终前也要保持朝气蓬勃"的状态。

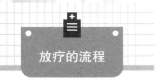

每次治疗时间约为10分钟，一定要连续治疗

> 下面了解一下放疗的流程。每次治疗时间为10~15分钟，通常在不影响生活的前提下，往返医院进行治疗。

确定病灶准确的位置，在身体上做好标记

放疗的成败在于是否能进行精准的照射。一定要避开正常的脏器，集中照射癌症病灶。因此，在放疗开始前，要做一个详细的检查。通过CT确认癌症病灶的准确位置，随后决定照射范围。这时在体表做好标记，防止放疗时位置发生偏移。而且还需要使用固定器具进行调整，保证患者躺在照射床上时，能够照射到正确的位置。

每次照射时间为2~3分钟，需要保持姿势不动

首次放疗时，为了按事先确定好的范围进行，需要一边认真调整一边进行放疗。因此，需要30~60分钟的时间。从第二次开始，只需要换好衣服就可以开始放疗，所以只需要10~15分钟。而照射过程本身只需要2~3分钟。

在照射过程中如果活动的话，有照射到正常器官组织的风险。所以放疗过程中需要保持一动不动的姿势，保持规律的小口呼吸或屏住呼吸。

为了保证治疗效果，需要连续治疗

标准的治疗计划是每周5次，持续5~6周，共照射60Gy。一定不要中断治疗，坚持每天去医院放疗。如果中断的话，癌细胞会变得活跃，影响放疗效果。如果没办法自己去医院，可以申请介护保险，拜托护工陪同前往放疗。当全身的状态变差或出现不良反应时，要和主治医生商量，看是不是需要住院治疗。

费时的是放疗前的检查和第一次放疗。第二次放疗以后只需要很短的时间。无论哪一次放疗都由肿瘤放疗科医生负责，因此有什么担心的可以向放疗科医生确认。

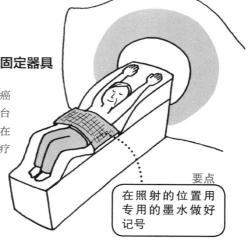

1~2 小时

1 拍摄 CT，调整固定器具

通过拍摄 CT 从立体的角度，确认癌症病灶的位置和形状。平躺在操作台上，调整固定器具，用专用的墨水在照射的位置做好十字记号。确保放疗结束前，记号不会消失

要点

在照射的位置用专用的墨水做好记号

30~60 分钟

2 调整位置，开始首次照射

将固定器具调整成事前确认好的形状，患者躺在操作台上，调整位置。为了防止呼吸时位置偏移，可以屏住呼吸或保持规律的小口呼吸。在腹部放一个枕头或者使用节拍器，每家医院都会在保持呼吸方式上下功夫

10~15 分钟

3 周一到周五，每周 5 次，每天都要去医院

从第二次放疗后，只需要换上治疗服，躺在操作台上，几分钟后放疗就能结束。放疗不会引起疼痛，习惯后就可以轻松应对

❗ 通过 CT 确认放疗效果

放疗后，死亡的癌细胞很快会在 CT 上呈像。因此，放疗后要定期接受检查，大多数情况下可以看到放疗效果

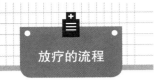
做好口腔护理和皮肤护理，应对放疗不良反应

> 放疗时可以通过日常生活护理来预防不良反应。将自己担心的事情告诉放疗科医生，边服药边控制治疗不良反应。

吃好睡好，调整身体状态

放疗也有不良反应，较轻的有皮肤瘙痒，较重的有食管炎、肺炎等。如何正确对待放疗不良反应是重中之重。

像平常一样生活的同时，要保证睡眠质量，调整好自己的身体状态。提高免疫力有助于预防肺炎等严重的不良反应。做好勤漱口、勤洗手、认真刷牙等日常护理，可以有效预防感染。

放疗时做好基础护理，预防不良反应

日常生活中需要注意以下 4 点。只要稍加注意，就能预防不良反应。

睡眠

高质量睡眠可以提高免疫力
在放疗的过程中，免疫功能中最主要的是容易出现白细胞减少，因此要保证按时、规律、高质量的睡眠。如果是一边工作一边接受治疗的话，感到疲劳时，不要勉强自己，马上休息

饮食

均衡的饮食可以预防感染和贫血
吃自己喜欢吃的东西，通过进食肉、鱼、蔬菜等均衡饮食来维持免疫力。没有食欲、无法下咽时，可以把食物做软一些

刷牙

减少口腔中的细菌可以预防食管炎、肺炎
口腔中的细菌增多后，会进入肺部引发肺炎。特别是有吞咽困难的患者需要特别注意。除了刷牙以外，还可以用专用的纱布擦拭

漱口、洗手

医院里细菌很多，可以通过基础护理来预防感冒
有的感冒会发展为肺炎，所以一定要注意。医院里有很多患者，所以有很多病毒和细菌。从医院回家后，必须漱口、洗手。流感多发季节要戴好口罩

如果认为"可能是不良反应"，要告知放疗科医生

虽然放疗科医生不是你的主治医生，但是也不要有顾虑。将你担心的症状全部告诉医生，如"我吃不下饭"，这些看起来不相关的事情，有时也会影响到治疗。

如果医生很忙，怎么也没办法回答的话，也可以试着和护士沟通。可以和主治医生联系，也可以第二天治疗时向医生咨询。

使用药物能够控制的症状，可以尽早服药解决。通过尽量缓解身体的不适感，可以减轻治疗带来的痛苦，保持积极向上的心态。日常生活中需要注意的事情，也要提前沟通确认一下。

通过日常生活和药物来缓解不良反应

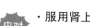 **放射性肺炎**

应对
- 服用肾上腺皮质激素
- 使用加湿器提高湿度等

肺癌恶化后，会严重损伤肺功能，因此早期应对非常重要。请医生开一些肾上腺皮质激素等抗炎药物，适量服用。调控环境的湿度等，也可以让呼吸更顺畅

放射性皮炎

应对
- 穿棉质衣服，减少摩擦
- 涂抹润肤乳等

最重要的是不刺激皮肤。不穿化纤的衣服，洗澡时用手轻轻擦拭皮肤，选择温和的沐浴露和洗发水。润肤的乳液和软膏咨询医生后再选择，也可以让医生直接开具处方治疗

贫血，白细胞减少

应对
- 有贫血倾向要服用铁剂
- 如果数值降得太低要停止治疗

治疗过程中及治疗后都需要做血液学检查。服用可以有效治疗贫血的铁剂后，如果能有效的控制则比较好，但是如果数值继续变差的话，可能会导致全身状态恶化。这时必须要讨论是否停止治疗

放射性食管炎

应对
- 菜品勾芡
- 将菜品做软一点等

食管肿胀，食物就无法下咽。作为护理食品，可以使用市面上的勾芡粉，给菜品勾芡，让其更容易下咽。治疗喉咙疼痛时，可以请医生开一些抗炎药

大多数选择放疗的患者可以继续目前的生活。一起来看一下其他患者治疗时的生活及治疗后的经历吧。

放疗的病例研究

（63岁，男性）　**"新型放疗将癌症病灶全部消灭了！"**

腺癌
ⅠB 期

去年妻子的父亲因为肺癌去世。虽然晚年没有吸烟，但是发现的时候，已经转移到全身了。妻子劝我"你之前一直也吸烟，不如去做个检查吧。"于是我接受了胸部 CT 检查。说实话，我原本只想着去检查一次能让妻子放心，所以在确诊肺癌时一句话都说不出来了。分期是ⅠB 期。不幸中的万幸是还是早期。"虽然我想治好癌症，但因为我是个体经营者，所以工作不能休息，有没有除了手术之外的其他治疗方法呢？"我和医生商量。于是医生给我推荐了立体定向体位放疗（SBRT）。可以在大学医院里接受治疗，早上 9 点去医院，12 点之前就能回家，继续一天的生活。

治疗结束后的影像诊断显示，大概 2cm 的癌症病灶完全消失了。没有影响体力和日常生活，真的很感谢能够治好我的癌症。

（72岁，男性）　**"有 50 年的吸烟史，鳞癌"**

腺癌
ⅢA 期

我当然知道吸烟容易得肺癌。但是总觉得自己不会得，还很骄傲。对于喜欢抽烟的我来说，咳嗽、咳痰都是稀松平常的事情。正是因为这样导致疾病发现晚了。

我被诊断为ⅢA 期的鳞癌。而且肺部处于变硬、功能较差的状态，即患有肺纤维化合并肺气肿综合征（CPFE）。没办法进行手术。

我已经上了年纪，如果没有家人的话，就算这样也无所谓。但是为了为我治疗辛苦奔走的女儿、儿子、妻子，我决定戒烟后接受治疗。多亏了大家，我慢慢有了积极向上的想法。

然后持续了 6 周的放疗，现在癌症缩小了 40% 左右。咳嗽也减轻了。之后，我计划使用抗癌药治疗，让癌症病灶变得更小。我还要活得更久一点，并且要成为家人的支柱。我会凭借这种想法努力接受治疗的。

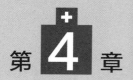

第 **4** 章

接受药物治疗

　　即便肺癌已经无法进行手术了，也有其他的治疗方法。治疗肺癌的有效药物在不断进步，选择也在不断增多。报纸和电视热议的免疫检查点抑制剂就是其中一种。从众多的治疗选择中，找到适合你的药物。在减少不良反应的同时，接受治疗吧！

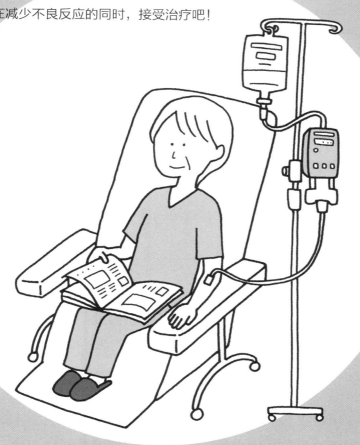

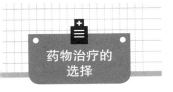

无法通过手术切除所有病灶时，可以使用药物攻击癌细胞

> 虽然通过手术切除肺癌是最佳的治疗方法，但是无法手术的患者已经达到了 60% 以上。这时就需要通过药物治疗来发挥作用。

通过全身药物治疗杀死所有微小的癌症

手术或放疗是为了消灭肺内、肺外的癌症病灶的一种治疗方法，又称为局部治疗。与此相对，攻击全身的癌细胞的药物治疗，属于全身治疗。

局部治疗虽然治愈的希望较高，但是也有漏掉肉眼不可见的癌症病灶的风险。药物治疗从理论上可以杀死转移到远离肺部的癌症病灶和血液中的癌细胞。

即便是晚期癌症，药物治疗也能发挥治疗效果

当癌细胞发生转移，无法通过手术将其全部切除时，药物治疗就是主要的治疗方法。

非小细胞肺癌的ⅢB期、Ⅳ期，以及小细胞肺癌的Ⅱ期以上的患者都适合使用药物治疗。药物治疗还可以预防术后复发，也可以在术前使用药物进行新辅助治疗。

但是如果患者体力状况较差的话，是无法进行治疗的。向医生确认治疗是否有效后，再决定是否接受治疗。

不仅以治愈为目标，还要以活着为目标

大多数抗癌药有破坏癌细胞增殖、杀灭癌细胞的作用，因此其作用是缩小癌症病灶。如果最后癌症消失了，就算是取得了较大的成功，但是很遗憾，目前的治疗无法做到让癌症完全消失。

药物的效果存在个体差异，所以不试一下就不知道到底有没有效果。一定要从"与癌症共处"这个角度去看待药物治疗。

癌细胞随着血液和淋巴液发生转移，发展到晚期时，需要通过药物治疗缩小癌症病灶。

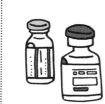

Ⅲ期

与放疗联合进行

对于局限型小细胞肺癌、非小细胞肺癌的ⅢB期来说，药物治疗可与放疗联合治疗，以治愈为目标（参见第106页）

缩小癌症病灶，以治愈为目标

根治性治疗

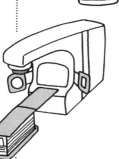

Ⅳ期

不同的基因改变会影响有效药物的选择

局部治疗无法发挥作用时，可以选择药物治疗。选择很多，而且可以通过检查明确是否含有癌症的基因变异或是否有免疫相关的蛋白表达来选择药物（参见第102页）

通过遗传基因检查来确认适合你的药物

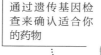

Ⅰ期

口服药即可治疗

Ⅰ期非小细胞肺癌会在术后服用抗癌药。优福定（参见第112页）非常有效

有预防复发的效果

辅助治疗

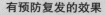

Ⅱ期　ⅢA期

滴注抗癌药进行治疗

肉眼无法看到的癌细胞可能会扩散到肺以外的地方，所以复发的风险较高。可以使用几种药物联合治疗（参见第108页）

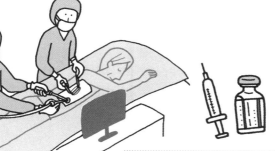

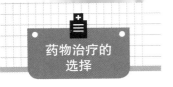

药物治疗的
选择

你可以接受个体化治疗

> 肺癌的药物治疗，近 10 年来产生了巨大的进步。新药不断出现，
> 免疫检查点抑制剂就是其中一种。

药物治疗在进步，可以制订个体化治疗方案

最初的抗癌药是第一次世界大战时作为化学武器使用的物质，会损伤正常细胞，是毒性非常高的药物。许多人对于药物治疗有一种非常痛苦的印象也是很正常的。但是现在，新的作用机制的药物不断问世，药物选择范围也变广了。治疗药物不良反应的方法也在进步中。通过保持疗效与不良反应的平衡，来达到长期治疗的可能。

药物治疗已经发展到这个程度了！

2000 年左右，还只能选择毒性较大的药物。2000 年后，药物选择范围就逐渐扩大起来。

1950~2000 年

损伤全身细胞　　　**细胞毒性药物**	
抑制细胞增殖、分裂的药物。癌细胞比正常细胞拥有更强的增殖、分裂能力，因此可以强有力地攻击癌细胞	
拓扑异构酶抑制剂	**抗生素类**
阻断保持 DNA 螺旋结构的拓扑异构酶（Topoisomerase）发挥作用，导致癌细胞死亡	由微生物合成的药物。在损伤癌细胞 DNA 的同时，阻止新的 DNA 合成，从而阻止癌细胞增殖
烷化剂	**微管阻断剂**
与细胞的生物大分子如 DNA 结合，破坏其增殖能力，让其丧失分裂的能力，导致癌细胞死亡	作用于细胞分裂中承担重要作用的微管，从而来阻止癌细胞增殖。也作用于神经，所以会出现神经系统的不良反应
铂类制剂	**抗代谢药**
阻止癌细胞 DNA 合成。在细胞毒性药物中较新，效果较好。很多类型癌症都会使用这类药物治疗	阻断在细胞生命活动中不可或缺的物质即核酸的生成，阻止细胞的分裂与增殖，从而损伤癌细胞

免疫检查点抑制剂值得期待

一类新药是分子靶向药物。癌细胞之所以能够产生，就是因为细胞的基因复制出现了错误。分子靶向药物作用于与基因变异相关的分子，从而抑制癌细胞的增殖。那到底是哪一种基因出现了问题呢？每个人的情况都是不同的。一般来说，需要在治疗开始前检查特定的基因的状态，从而预测药物的治疗效果，然后选择用药。另一类新药是免疫检查点抑制剂。报纸和电视争相报道其高额的药价，应该有很多人有印象吧。这是一类帮助体内的免疫细胞攻击癌细胞的药物。使用这类药物治疗前，也可以检查一下免疫细胞是否出现了问题，从而可以预测治疗效果。

2000 年代 ~

打开个体化治疗的序幕

分子靶向药物

根据基因变异来选择药物，抑制癌细胞的增殖

以与癌细胞增殖相关的分子为攻击对象而开发出的药物。目前，已经开发出对 3 种基因异常有效的药物，以后分子靶向药物的种类还会不断增加。此类药物不会出现细胞毒性药物产生的恶心等不良反应，对于有相应基因异常改变的人来说，能够获得非常好的疗效

2010 年代 ~

作用于免疫细胞的新药

免疫检查点抑制剂

利用免疫功能杀死癌细胞

这是最引人注目的一类新药。使被癌症抑制的免疫系统功能恢复正常。作为免疫司令部的树突状细胞，与负责攻击的 T 细胞结合，形成攻击癌细胞的系统（下图）。今后，用来治疗肺癌的药物，也会慢慢增加

2000 年代 ~

新生血管生成抑制剂

破坏癌症增殖的系统

这是分子靶向药物的其中一类，防止癌细胞生成新的血管，并在全身增殖、转移。原本是治疗大肠癌的药物，现在也用于治疗肺癌。可以与细胞毒性药物一起使用

要点
阻断癌细胞增殖所必须的新生血管生成

癌症

血管

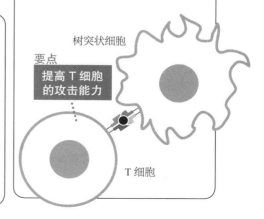

树突状细胞

要点
提高 T 细胞的攻击能力

T 细胞

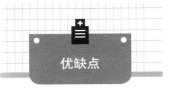

不想放弃治疗的最佳选择

即便无法治愈，也可以维持日常的生活。这就是药物治疗最大的优点和目标。

为了今后能按照你自己的方式生活

被告知"癌细胞已经扩散了，没有手术的希望"的话，无论是谁都会受到打击吧。即便这样，也不要轻言放弃，可以通过药物治疗，延长生命。虽然是少数，但是也有一部分人治疗后能够健康地活着。

发展速度较快的小细胞肺癌对药物治疗较敏感，虽然有复发的风险，但是如果身体允许的话，治疗后可以期待缩小癌症病灶的效果，因此积极面对治疗吧！

小细胞肺癌对药物治疗较敏感

高

| 治愈 |
| 无病状态 |
| 完全缓解 |
| 部分缓解 |

有用性

急性骨髓性白血病・恶性淋巴瘤・儿童肿瘤

小细胞肺癌・急性淋巴细胞白血病

乳腺癌・卵巢癌・前列腺癌

头颈部肿瘤・子宫癌

胃癌・大肠癌

非小细胞肺癌

肾癌・黑色瘤

肝癌・胰腺癌・甲状腺癌

低

低　　　感受性　　　高

比较几种代表性的癌症对药物治疗的敏感性。小细胞肺癌对药物治疗的敏感性尤其高，甚至可以达到治疗后癌症完全消失的程度。小细胞肺癌以外的肺癌，期待今后发明的新药的效果

治愈……治疗结束5年内没有症状，也几乎没有复发的风险
无病状态……虽然有复发的风险但是没有病灶和症状
完全缓解……治疗后的一定时间内，维持没有癌症病灶的状态
部分缓解……病灶缩小一半以上，有治疗效果

每月去 1~3 次医院，接受治疗

大多数癌症诊疗合作定点医院设有化疗中心。患者可以在舒适的环境下接受治疗。如果有如下图所示的时间表的话，每月只要去几次医院即可，对日常生活的影响较小。

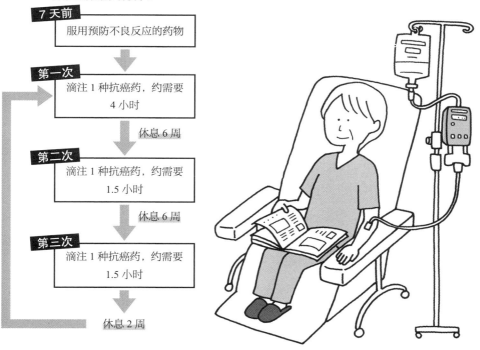

7 天前
服用预防不良反应的药物

第一次
滴注 1 种抗癌药，约需要 4 小时

休息 6 周

第二次
滴注 1 种抗癌药，约需要 1.5 小时

休息 6 周

第三次
滴注 1 种抗癌药，约需要 1.5 小时

休息 2 周

可以边工作边治疗

过去一般需要住院接受药物治疗。现在只需要在初次治疗时住院，之后只要去门诊接受治疗即可。比起躺在病床上，通过日常生活活动恢复和保持体力，会更加有助于治疗。

事实上，有很多肺癌患者正在门诊接受治疗。也有的患者不会放弃工作和社会活动。对于药物治疗来说，最重要的是维持日常生活。体力变差或担心不良反应的患者也可以住院治疗。将自己的家庭状况告知医生，在此基础上和医生等人认真商量后再做决定。

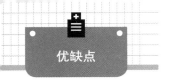

会出现看不到治疗效果而感到情绪低落的情况

> 药物治疗与手术不同，在看到治疗效果之前，需要花费一定的时间。
> 如果一直担心不良反应的话，治疗就会陷入两难的境地。

患者自己很难感觉到治疗效果

药物治疗的效果，通过病灶的大小变化来判断。

· 病灶消失→完全缓解（CR）。

· 病灶缩小30%以上→部分缓解（PR）。

· 病灶增大20%以上→进展（PD）。

· 病灶处于PR和PD之间→稳定（SD）。

如果出现部分缓解或者完全缓解的话，可以视为药物有效，治疗比较成功。问题是在出结果之前，会持续进行3~6个月的治疗。患者可能会因为无法实际感觉到治疗效果，而抗拒治疗。

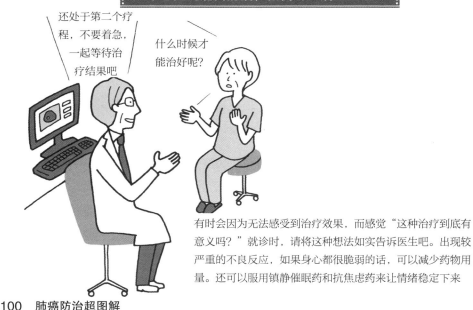

如果感觉到痛苦的话，就告诉主治医生吧！

还处于第二个疗程，不要着急，一起等待治疗结果吧

什么时候才能治好呢？

有时会因为无法感受到治疗效果，而感觉"这种治疗到底有意义吗？"就诊时，请将这种想法如实告诉医生吧。出现较严重的不良反应，如果身心都很脆弱的话，可以减少药物用量。还可以服用镇静催眠药和抗焦虑药来让情绪稳定下来

癌细胞产生耐药性之后，抗癌药会失去效果

肺癌初期症状较少，即便癌症病灶变小，也无法感觉到。而药物治疗的不良反应会在身体上很明显地表现出来。如果同时使用几种药物治疗的话，不良反应还会更明显。另外，药物治疗效果可能会越来越差，即耐药性，是癌细胞熟悉药物的攻击模式后，来躲避攻击的一种状态。因此，药物治疗会在决定开始治疗时间后，短期内集中治疗。治疗后，如果有癌细胞残留，可以换用其他抗癌药进行治疗，以控制癌症为目标。

同时使用 2 种以上的抗癌药会增加不良反应

肺癌的治疗过程中，大多数情况下会同时使用 2 种以上的抗癌药。与使用一种抗癌药相比，不良反应会更严重。

治疗方法	使用药物	不良反应
PE 疗法（或 SPE 疗法）	顺铂（CDDP） 吡柔比星（ETP）	恶心，呕吐，食欲不振，血小板减少
CE 疗法	卡铂（CBDCA） 吡柔比星（ETP）	
PI 疗法	顺铂（CDDP） 盐酸伊立替康（CTP-11）	恶心，呕吐，食欲不振，腹泻
CAV 疗法	环磷酰胺（CPA） 多柔比星（DXR） 长春新碱（VCR）	恶心，呕吐，食欲不振，脱发

小细胞肺癌

小细胞肺癌代表性的治疗方案是左表中这 4 种。会联合使用 2~3 种抗癌药，所以恶心等不良反应会很明显

治疗方法	使用药物	不良反应
NP 疗法	长春瑞滨（VNR） 顺铂（CDDP）	恶心，呕吐，食欲不振
GP 疗法	吉西他滨（GEM） 顺铂（CDDP）	血小板减少，恶心，呕吐，食欲不振
CD 疗法	多西他赛（DTX） 顺铂（CDDP）	恶心，呕吐，食欲不振，脱发，色素沉着，过敏反应
TC 疗法	紫杉醇（PTX） 卡铂（CBDCA）	恶心，呕吐，食欲不振，麻痹，关节痛，肌肉痛，过敏反应，脱发
SP 疗法	替吉奥（TS-1） 顺铂（CDDP）	恶心，呕吐，食欲不振，腹泻，色素沉着

非小细胞肺癌

右表是腺癌及鳞癌等经常使用的药物联合方案。不良反应除了恶心之外，也会出现过敏反应

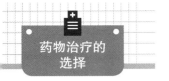
小细胞肺癌需要 2 种药物联合治疗

> 一起来看一下抗癌药治疗的具体方法、药物种类吧。晚期小细胞肺癌的治疗主要有 4 种选择。

顺铂会攻击癌细胞的DNA

小细胞肺癌的局限型是指还没转移到远处脏器的状态。除了极早期可以手术之外，药物治疗是比较有效的，如将铂类药物与其他细胞毒性药物联合的含铂类药物治疗方案。

其中特别有效的是将铂类药物顺铂和拓扑异构酶抑制剂依托泊苷联合使用的方案，还可以同时进行放疗来提高治疗效果（参见第82页）。

局限型（LD）之前的治疗方法

局限型（TNM 分期的 I ～ III期），将铂类药物顺铂和拓扑异构酶抑制剂依托泊苷联合治疗，效果很好。　　　　　　　　　　　　　（ I ～ III期）

药物	用量	Day	1	2	3	8	15	21
顺铂（CDDP）	80mg/m^2，静脉滴注		⬇					
依托泊苷（ETP）	100mg/m^2，静脉滴注		⬇	⬇	⬇			

每 3 周为 1 个疗程，4 个疗程
（与放疗同时进行时，每4周为1个疗程）

记一下看表的方法吧

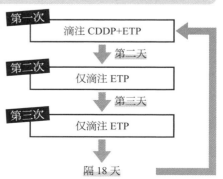

第一次　滴注 CDDP+ETP
　　　第二天
第二次　仅滴注 ETP
　　　第三天
第三次　仅滴注 ETP

隔18天

药物治疗的时间表一般会用上表所示的方法来表示。上述病例，Day 1~21（第 1~21 天）的 3 周为 1 个疗程的给药方式。箭头所指的日期为治疗日，其余时间为停药期。1 个疗程为 3 周，共 4 个疗程，共 3 个月的时间

75岁以上的患者要选择负担较小的药物

小细胞肺癌晚期（Ⅳ期）可以从下图4种治疗方案中选择。选择的标准是，体力状况是否能够耐受治疗。这不仅要考虑患者的年龄，还要同时根据第45页的体力状况判断标准考虑。

虽然最有效的治疗是PI疗法，但是其最大的缺点是恶心等不良反应较明显。对于老年人或需要照顾的患者来说，是一种负担。

对身体负担较小的是PE疗法和CE疗法，最温和的是SPE疗法。在综合考虑想要达到的治疗效果、体力状况和精神后，和主治医生商量选择哪种治疗方法。

晚期小细胞肺癌有以下 4 种治疗选择

对于已经转移至远处脏器的晚期肺癌来说，有以下 4 种选择。

PI 疗法

针对 70 岁以下体力状况良好的患者

适合基本可以生活自理，PS 评分为 0~2 分的患者的治疗方法。虽然不良反应较强，但是效果很好

药物	Day 1	8	15	22	28
顺铂（CDDP）	↓				
盐酸伊立替康（CTP-11）	↓	↓	↓		

每 4 周为 1 个疗程，治疗 4 个疗程

CE 疗法

即便是对于 75 岁以上的患者负担也小

容易出现不良反应，即便是对于 75 岁以上的老年患者来说，也可以安全地进行治疗。对于 70 岁以下体力状况较差的患者也有效

药物	Day 1	2	3	8	15	21
卡铂（CBDCA）	↓					
吡柔比星（ETP）	↓	↓	↓			

每 3~4 周为 1 个疗程，治疗 4 个疗程

PE 疗法

针对患有间质性肺炎的患者

适用于因为肺部的旧疾无法承受 PI 疗法，或年龄在 71~75 岁，体力状况尚可的患者

药物	Day 1	2	3	8	15	21
顺铂（CDDP）	↓					
吡柔比星（ETP）	↓	↓	↓			

每 3 周为 1 个疗程，治疗 4 个疗程

SPE 疗法

将 PE 疗法进行改良

接受 PE 疗法担心不良反应和体力状况不耐受时，将治疗时间延长 1 周，一点点用药

药物	Day 1	2	3	8	21
顺铂（CDDP）	↓	↓	↓		
吡柔比星（ETP）	↓	↓	↓		

每 3~4 周为 1 个疗程，治疗 4 个疗程

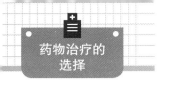
非小细胞肺癌需要检测病理类型和基因类型

> 分子靶向药物是治疗肺腺癌的重要治疗选择。先检查是否存在特定的基因变异，然后讨论治疗药物的选择。

从病理类型和基因变异出发选择对你有效的药物

非小细胞肺癌的药物治疗根据病理类型决定。腺癌、大细胞肺癌等非鳞癌，分子靶向药物可能有效。分子靶向药物大致分为两类：一类是针对致癌基因改变的药物，目前可以报销的是 EGFR抑制剂、ALK抑制剂、ROS-1 抑制剂3种；另一类是针对癌症新生血管形成的药物，有VEFG抑制剂等。

EGFR、ALK、ROS-1 必须进行检测

腺癌的发病与 EGFR、ALK、ROS-1 这 3 种基因异常有关。对应的治疗药物有 EGFR 抑制剂、ALK 抑制剂、ROS-1 抑制剂。开始治疗前要检测这 3 种基因是否存在改变，了解靶向药物对你是否有效。

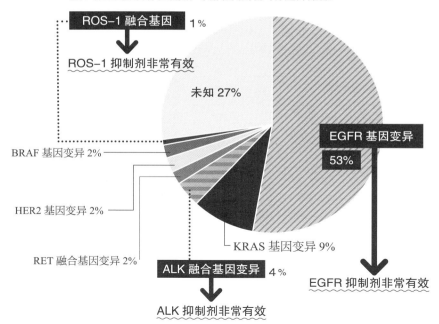

ROS-1 融合基因 1%

ROS-1 抑制剂非常有效

未知 27%

BRAF 基因变异 2%

HER2 基因变异 2%

RET 融合基因变异 2%

ALK 融合基因变异 4%

ALK 抑制剂非常有效

KRAS 基因变异 9%

EGFR 基因变异 53%

EGFR 抑制剂非常有效

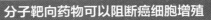

癌细胞大量增殖是因为接受了"再多增加点细胞"
这个错误的指令。分子靶向药物则会作用于发出
这项指令的 EGFR 等分子，阻止把指令传递给细
胞核中的 DNA。

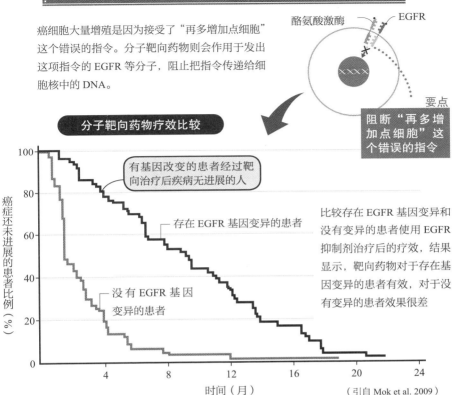

比较存在 EGFR 基因变异和
没有变异的患者使用 EGFR
抑制剂治疗后的疗效，结果
显示，靶向药物对于存在基
因变异的患者有效，对于没
有变异的患者效果很差

免疫类药物在某种程度上可以预测疗效

机体本身就有排出异物的免疫功能，但是癌细胞为了巧妙地阻止人
体的免疫功能，生成了PD-1、CTLA-4等抗体，属于蛋白质的一种。免疫
检查点抑制剂就是作用于此类抗体，使免疫细胞处于能够与癌细胞战斗
的状态。

作用于PD-1的药物，可以通过预先检测癌细胞PD-L1的表达，在某
种程度上来预测治疗效果。此类药物价格较高，所以为了避免浪费，
要和主治医生确认检测结果。根据药物不同而定，但是帕博利珠单抗
（Pembrolizumab）治疗前必须检测PD-L1。

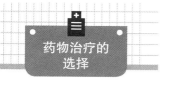
Ⅲ期要联合放疗，Ⅳ期要使用分子靶向药物治疗

> 非小细胞肺癌的药物治疗，需要综合考虑病理类型、基因检查、PD-L1 检查结果等，和主治医生商量选用哪种药物较好。

一线治疗效果不好可以尝试二线治疗

腺癌及鳞癌等进入Ⅲ期后，需要同时进行放疗，所以使用传统的细胞毒性药物。进入Ⅳ期后，可以选择分子靶向药物和免疫检查点抑制剂进行治疗。根据基因检测的结果，和主治医生商量治疗计划。这种选项称为一线治疗，是最初实施的化疗计划。当效果开始变差或者没有效果时，可以尝试二线治疗、三线治疗（参见第130页）。

Ⅲ期药物治疗与放疗联合进行　　Ⅲ期

无法手术的Ⅲ期肺癌，药物治疗可以与放疗同步，如放疗与治疗效果较好的铂类药物联合，来缩小癌症病灶。比较有效的选择有 3 种，放疗 30 次，共照射 60Gy。

CP 疗法　　考虑疗效和不良反应的平衡

多次集中治疗，因此用量较少，可以控制抗癌药物较强的不良反应

药物	Day 1	8	15	22	29	36
卡铂（CBDCA）	↓	↓	↓	↓	↓	↓
紫杉醇（PTX）	↓	↓	↓	↓	↓	↓

与放疗同时进行 6 周，随后进行第二阶段的药物治疗（打基础疗法）共 2 个疗程

CD 疗法　　使用顺铂精准攻击癌细胞

容易出现呕吐，但是使用高剂量顺铂的治疗方法

药物	Day 1	8	15	22	29	36
顺铂（CDDP）	↓	↓			↓	↓
多西他赛（DTX）	↓	↓			↓	↓

（没有固定疗法）

针对高龄者的 CBDCA 疗法　　适合高龄者的治疗方法

对于 71 岁以上的患者来说，如果同时联合放疗，很容易出现不良反应。
如果制订治疗计划的话，一般不与放疗同时进行
在放疗前 60 分钟以内静脉滴注卡铂（CBDCA），共计 20 次

鳞癌需要检测 PD-L1 的表达水平

治疗前的检查如果发现癌细胞 PD-L1 表达较高的话，首选免疫检查点抑制剂会起到很好的治疗效果。

—— PD-L1 低于 50 ——

75 岁以下的患者，可以与铂类药物联合

如果患者在 75 岁以下的话，可以讨论是否同时联合铂类药物。体力较差的患者，可以单独使用多西他赛（DTX）等药物

 · 顺铂（CDDP）+S-1 等
· 卡铂（CBDCA）+ 紫杉醇（PTX）等
3 周为 1 个疗程，治疗 6 个疗程内

—— PD-L1 超过 50 ——

使用分子靶向药物单药治疗

如果 PD-L1 表达超过 50 的话，免疫检查点抑制剂的抗 PD-1 抗体就非常有效。有效率能够达到 45%~62%，可以期待很好的治疗效果。每 3 周 1 次，每次滴注 30 分钟左右即可，对身体负担较小

 帕博利珠单抗（Pembrolizumab）
间隔 3 周后继续

除了鳞癌之外的肺癌需要检测 EGFR、ALK

以腺癌为主要治疗对象时，治疗计划的选项之一，癌细胞如果出现基因改变，可以选择使用适合你的分子靶向药物。

—— ALK 融合基因阳性 ——

可以选择分子靶向药物阿来替尼或克唑替尼

首先使用作用于 ALK 基因变异的阿来替尼。ROS-1 基因变异使用克唑替尼也可以达到相似的效果

 · 阿来替尼（Alectinib）⌉ 口服
· 克唑替尼（Crizotinib）⌋ 一天 2 次

—— EGFR 基因突变阳性 ——

首先，使用一种分子靶向药物

对于在日本人中出现较多的 EGFR 基因变异来说，EGFR 抑制剂非常有效。不论哪种口服药都可以达到 60%~70% 的有效率。要注意腹泻和皮肤瘙痒等不良反应

 · 吉非替尼（Gefitinib）⌉
· 厄洛替尼（Erlotinib）⌋ 口服
· 阿法替尼（Afatinib） 一天 1 次

—— ROS1 基因阳性 ——

分子靶向药物克唑替尼有效

克唑替尼的有效率约为 70%。使用新药的效果未知，与传统的铂类药物联合也是一种选项

 · 克唑替尼（Crizotinib）一天 2 次 口服
· 卡铂（CBDCA）
 + 紫杉醇（PTX）
 + 贝伐珠单抗（Bevacizumab）
 间隔 3 周，治疗 6 个疗程以内

—— 所有基因检测均为阴性 ——

选择铂类药物的传统治疗方法效果较好

3 种基因都没有变异的话，就可以检测癌细胞 PD-L1 表达。如果表达水平超过 50 的话，使用作用于免疫系统的帕博利珠单抗治疗。如果表达水平低于 50 的话，联合铂类药物比较有效

· 帕博利珠单抗
· 顺铂（CDDP）+ 培美曲塞 (Pem) 等
 间隔 3 周，治疗 6 个疗程以内

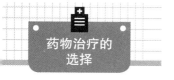

手术后要进行术后辅助药物治疗

> 药物治疗可以提高手术的效果，降低复发的风险。大多会在术后实施，会根据癌症发展的阶段使用不同种类的药物。

抗癌药可以降低术后复发的风险

在肺癌手术中，最基本的是要做到无肿瘤残留切除，因此实施最多的是以肺叶为单位进行切除的肺叶切除术。但是即便是再万全的手术，术后也可能会有肉眼看不到的癌细胞残留，再次增殖发展。而术后使用细胞毒性药物的辅助化疗的作用就是降低术后复发的风险。

对于进入晚期的肺癌来说，可以先使用抗癌药攻击癌细胞，然后进行手术。

药物治疗大多会在术后进行

临床试验已经证实了效果的是针对非小细胞肺癌进行的术后辅助治疗，即在腺癌、鳞癌术后，使用药物治疗的方法。

Ⅰ期使用优福定，Ⅱ期和Ⅲ期在体力状况允许的前提下，可以选择铂类药物联合治疗（参见第109页）。

小细胞肺癌的特征是容易发生转移，因此为了降低转移的风险，一般会在术后进行辅助化疗。

药物治疗使疗效提高5%~10%

非小细胞肺癌的术后给予药物治疗，5年生存率可以提高5%~10%。这是会让人觉得烦恼的问题所在。是"正是因为有效果才想接受药物治疗"还是"就这样的效果的话不想接受药物治疗"呢？

虽然对于不良反应较轻的患者来说，在门诊也能治疗，但是对于老年患者来说，可能会让身体越来越虚弱。将你的想法告诉主治医生，考虑体力状况后再做决定。

Ⅰ～Ⅲ期，讨论实施术后辅助化疗

优福定（UFT）每天 2~3 次，服用 1~2 年

肿瘤直径大于 2cm 时，需要服用 1~2 年抗代谢药优福定，注意不要忘记服药

体力状况允许的话，接受静脉输注治疗

术后 3 个月内，开始如右图所示的铂类药物联合治疗。会暂时出现恶心、脱发等不良反应。要考虑体力状况和精力后再做决定是否接受治疗

药物	Day	1	8	15	22	29
顺铂（CDDP）		↓				
长春瑞滨（VNR）		↓	↓			

间隔 3 周，治疗 4 个疗程

术后辅助化疗的效果

Ⅰ～Ⅲ期的腺癌、鳞癌中，接受术后辅助化疗的患者 5 年生存率的调查结果。与没有接受化疗的患者相比，治疗效果整体提高了 5%~10%

试验名称	对象人数	对象分期	5 年生存率（%）		
			手术 + 化疗	仅手术	提高的疗效
IALT 试验	1 867	Ⅰ～Ⅲ期	44.5	40.4	4.1
JLCRG 试验	979	Ⅰ 期	88.0	85.0	3.0
JBR.10 试验	482	Ⅰ B~ Ⅱ期	69.0	54.0	15.0
LACE 试验	4 584	Ⅰ～ⅢA 期	48.8	43.5	5.3

（根据《1. 针对肺癌的手术治疗，缩小手术，术前化疗》宫田义浩，冈田守人，2014 制作而成）

分子靶向药物的术后辅助治疗在进行临床试验

到目前为止，只有细胞毒性药物能起到术后辅助化疗的效果。而分子靶向药物，可能会有更好的治疗效果。与细胞毒性药物不同，分子靶向药物的优点之一是可以避免出现恶心、脱发等不良反应。于是，使用 EGFR 抑制剂和血管生成抑制剂的临床试验正在进行。

但是截至目前，术后靶向治疗只有临床试验，是否有用还是未知数。"不想用传统的抗癌药，想用分子靶向药物"的患者，如果能够参加临床试验，就能够使用分子靶向药物治疗。可以和主治医生商量一下（参见第115页）。

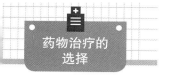

你治疗用的抗癌药是哪种类型？确认一下其疗效和不良反应

> 抗癌药有很多种，光是记住药名就已经很累了。但是治疗的主角是你自己。了解一下抗癌药的疗效和不良反应吧。

可以借助家人的力量来了解药物的相关信息

开始药物治疗前，首先要了解你所接受的治疗、使用的药物。特别是及早应对不良反应可以避免出现生命危险。预先在某种程度上了解自己使用的药物也是对自己的一种保护。药物的种类很多，有的患者会觉得"只看按照首字母排列的一览表会很难"。对于年龄较大的患者来说，可以借助家人的力量，掌握重点内容。

将希望的事情和讨厌的事情清楚地表达出来

在药物治疗的过程中，要将你自己的想法明确地传递给主治医生。虽然谁都 "不想出现不良反应"，但是比较遗憾的是，所有药物都有不良反应。如果有"最讨厌某种不良反应"的想法的话，还是有选择的余地的。

理由也很重要。将"想要一直做现在的工作""下个月女儿要举办结婚典礼"这样的期望，或其他个别的事情详细说明的话，主治医生也会尽量为你想办法。

咨询了解癌症治疗药物的药剂师

对药物了解最清楚的就是药剂师。如果是癌症诊疗合作定点医院的话，会有很多癌症专科的药剂师、癌症药物治疗认证的药剂师等，以及精通癌症治疗的药剂师或药物治疗经验丰富的护士。如果对药物治疗有不理解或担心的事情，不要有顾虑，直接去咨询吧。将了解到的内容记录在第30页的治疗日记中，正确地记下药物的名称和服用方法。

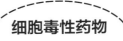

铂类药物

ᴴᴵ□ 顺铂 CDDP

虽然攻击性很强，但是很容易出现不良反应。90%以上的患者会出现恶心，所以在治疗开始前，需要使用止吐剂。也会出现暂时性耳聋、腹泻的症状。用药后如果感到不适要告诉主治医生

ᴴᴵ□ 卡铂 CBDCA

面世时间晚于顺铂，所以对肾的不利影响改善了许多。恶心的出现概率为30%~90%。比顺铂的抗癌效果弱一些，可以综合考虑疗效和不良反应后再进行选择

铂类药物是治疗肺癌的主要药物

在肺癌的治疗中，铂类药物是使用最多的细胞毒性药物。不管是小细胞肺癌还是非小细胞肺癌效果都很好。其中效果最好的是顺铂。如果想要减少一点不良反应，可以选择卡铂，但它的疗效也会降低。顺铂治疗后肾功能容易恶化，因此在治疗的过程中，需要注意是否出现双脚水肿以及尿量的变化等。

药剂师的建议

可以使用药物抑制恶心，所以不要强忍着，请来咨询吧

拓扑异构酶抑制剂

植物成分的药品，对大多数癌症都有效

效果最好的是伊立替康。是许多种癌症的标准治疗药物。容易出现腹部的不良反应，也会因为腹泻出现脱水而导致全身状态恶化。另外，还会出现骨髓抑制，即白细胞等血液细胞的生成能力降低。治疗的过程中，必须应对感染。也要注意由于贫血引起的眩晕、黑矇等症状。

药剂师的建议

这是一种容易让免疫能力下降的药物。为了不让感冒发展为肺炎，一定要注意漱口和洗手

ᴴᴵ□ 伊立替康 CTP-11

虽然对于小细胞肺癌、腺癌及鳞癌都有效，但是容易出现腹泻、软便、腹痛等不良反应。在使用药物控制不良反应的同时，还要多喝水，防止身体脱水。恶心发生的风险是30%~90%

ᴴᴵ□ 依托泊苷 ETP

比伊立替康问世时间早10年以上的药物。与伊立替康相比，不良反应可以得到有效控制。恶心发生的风险也比较低，在10%~30%。但是不能用于治疗小细胞肺癌

抗代谢药

阻止癌细胞的核酸合成

这是一类模拟癌细胞营养物质来干扰其核酸合成，抑制癌细胞增殖的药物。从 1960 年代开始使用，恶心等不良反应的发生风险低于 30%，是一类便于使用的药物。

在治疗的过程中，观察粪便的状态，如果有异常的话，请告诉主治医生吧

药剂师的建议

培美曲塞 PEM

与顺铂及卡铂联合使用。对除鳞癌以外其他类型的肺癌非常有效。会引起骨髓抑制、肺炎、腹泻等不良反应。如果出现发热，要立即就医

吉西他滨 GEM

恶心、脱发等不良反应较少，推荐对于不想改变现在生活状态的人，作为可选的药物之一。但是用药后有出现类似流感的症状、肺炎及出血等严重不良反应的风险

优福定 UFT

早期癌症的术后辅助化疗使用的药物。因为是口服药，所以不会对生活产生太大影响，注意不要忘记服药。会损伤肝脏，所以必须定期进行血液检查

S-1

是替加氟、吉美嘧啶、奥替拉西 3 种成分组成的复方制剂。容易出现口腔溃疡、腹泻等不良反应，因此需要注意饮食。也有发生骨髓抑制的风险，所以需要经常接受血液检查

抗生素类

药剂师的建议

会引发心脏等严重的不良反应，因此必须进行检查

不仅可以治疗细菌和病毒感染，也会攻击癌细胞

是治疗感染症使用的抗生素的同类。与烷化剂、抗代谢药一起，从以前沿用至今，是治疗癌症的药物。

氨柔比星 CPA

与依托泊苷相同，有抑制拓扑异构酶的作用。要注意骨髓抑制、肺炎等不良反应的发生。认真漱口、洗手，如果出现发热的话，一定要立即就诊

微管抑制剂

药剂师的建议

虽然肌肉和关节的疼痛是暂时的，但是不要独自忍受，请和你的主治医生沟通吧

虽然不易引起呕吐，但是紫杉类药物会出现脱发的不良反应

药名中有"××他赛"的紫杉类药物，以及长春花生物碱类药物都是微管抑制剂。出现恶心等不良反应的风险低于30%。虽然紫杉类药物是抗癌的一类特效药，但是小细胞肺癌无法使用。也会产生过敏以及对心脏有不利影响，还可以引起肌肉和关节酸痛等不良反应，因此需要事先使用预防不良反应的药物。另外，此类药物含酒精，所以用药后不能开车。

长春瑞滨 VNR

在长春花生物碱类药物中药效最强，也是最容易出现不良反应的一种。输液的部位和血管容易出现炎症，所以如果发红肿胀的话，一定要立即就医

多西他赛 DTX

与紫杉醇同年问世的药物，效果都很好。容易发生骨髓抑制和脱发。治疗后期容易出现身体水肿

紫杉醇 PTX

算是一种较新型的细胞毒性药物，目前用来治疗多种类型的癌症。会出现骨髓抑制等不良反应，所以要注意用药后感染。也容易出现脱发这样的不良反应

烷化剂

历史悠久的抗癌药

1960年代开始使用该类药物，现在除了一部分小细胞肺癌之外，基本上不会使用这类药物。容易出现恶心的不良反应，也会作用于膀胱，引发膀胱炎。

环磷酰胺 CPA

只有极少数小细胞肺癌患者会使用这种药物。容易引发膀胱炎，所以需要观察每天的尿量、是否有血尿等情况。要勤洗手、漱口，防止感染

治疗的过程中需要观察尿液的情况。如果尿中带血的话，需要尽快就诊

药剂师的建议

靶向治疗使用的药物

是一类攻击癌细胞特定基因位点的药物。每个人癌细胞的基因突变位点都不一样，所以需要提前做好检查，然后根据结果选择适合你自己的分子靶向药物。优点是不会损伤正常细胞，所以不会出现恶心、脱发等不良反应。但是需要注意腹泻、皮肤受损、肺炎等不良反应。

分子靶向药物

药剂师的建议

出现严重不良反应时，请停止用药

厄洛替尼 Erlotinib

与吉非替尼相同，针对 EGFR 基因变异的患者。会进入癌细胞内发挥作用。与吉非替尼一样，需要注意肺炎等不良反应

吉非替尼 Gefitinib

对 EGFR 基因变异的患者非常有效。要注意肝功能损害及间质性肺炎。如果出现了类似感冒的症状，请尽早就医

奥希替尼 Osimertinib

EGFR 基因发生变异，对其他分子靶向药物产生耐药性时使用。因此，必须要检测是否存在耐药基因。当呼吸困难、咳嗽比较严重时要及时停药

阿法替尼 Afatinib

针对 EGFR 基因变异的患者。虽然不良反应比吉非替尼及厄洛替尼严重，但是治疗效果比较好。多数会在年轻患者中使用

血管生成抑制剂

在出现脑卒中和心肌梗死之前，如果有异常的话请立即停药

药剂师的建议

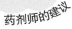

与其他抗癌药同时使用的话疗效会更好

阻断肿瘤新生血管生成。通常会与其他抗癌药联合使用。有作用于血管内皮生长因子（VEGF）和作用于血小板源性生长因子（PDGF）两种，治疗肺癌的是前者。不用通过检测预测临床疗效。

贝伐单抗 Bevacizumab

在血管内发挥作用的药物，所以会引起高血压及出血、血栓引发的脑卒中等疾病。治疗过程中，要在家里自己测量血压，定期接受检查

雷莫芦单抗 Ramucirumab

与贝伐单抗相同，要注意心血管相关的不良反应。也会出现腹泻和腹痛的症状

分为一线治疗使用的药物和二线治疗使用的药物

松开体内免疫细胞上刹车的药物。让免疫细胞的主力，攻击异物的 T 细胞活跃起来，来杀死癌细胞。

一线治疗使用的是帕博利珠单抗（Pembrolizumab），事先必须检查相关抗体。而纳武利尤单抗（Nivolumab）会在一线治疗无效时使用。虽然接受相关检查更好，但不是必须的。不会出现传统抗癌药一样的不良反应，但是会发生肺炎等严重的不良反应。

免疫检查点抑制剂

药剂师的建议

不要忘记，越新的药，越会出现意想不到的不良反应

⊞ 帕博利珠单抗

虽然与纳武利尤单抗作用相同，但是不良反应却不完全一样。会出现比较严重的并发症，如间质性肺炎、糖尿病、大肠炎。因此，用药后要注意肺炎的早期症状，如咳嗽、呼吸困难、发热等。腹泻比较严重的话，则可能是大肠炎，一定要及早就医。要接受血液检查，如检测血糖和肝功能

⊞ 纳武利尤单抗

与免疫抑制开关的 PD-L1 抗体结合，让免疫细胞重新正常运转。常见的不良反应有身体疲倦、恶心、腹泻等。也会降低甲状腺的功能。出现面部水肿、颈部肿胀、容易出汗等症状，如果出现的话要及早就医

阿替利珠单抗 Atezolizumb

是作用于 PD-L1 抗体的药物，在美国正在使用中。在日本还未得到认证，所以无法报销，以后其认可度可能会比较高

伊匹木单抗 Ipilimumab

是治疗恶性黑色素瘤的药物，作用于 CTLA-4。虽然与纳武利尤单抗一起使用有治疗肺癌的可能性（见下图），但是目前治疗肺癌还无法报销

今后的使用方法发生变化了！?

【 免疫检查点抑制剂的效果 】

单独使用纳武利尤单抗	17%	
纳武利尤单抗 + 伊匹木单抗	30%	

0　　　　10　　　　20　　　　30（%）

2 年生存率

只有二线治疗才能报销的纳武利尤单抗。研究显示，与伊匹木单抗联合可以提高生存率，目前欧洲在使用。也有在日本使用的可能性

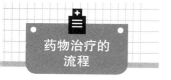

基因检测之后开始治疗

> 药物治疗与手术不同，需要长期进行。要提前了解以怎样的流程开始，边观察治疗效果边进行治疗。

使用诊断时的病理标本来检测是否存在基因变异

药物治疗首先从病理组织学检查开始。接着是基因检测，确认分子靶向药物是否有效。检测所必需的是你的癌细胞。大多数人为了明确诊断，会将支气管镜插入肺部，进行病理组织活检。

可以使用诊断时支气管镜活检标本进行检测，也可以使用手术时切除的组织，还可以用这个标本做抗体检查以预测免疫检查点抑制剂的效果。

根据你自己的期望调整主治医生的治疗建议

在检查结果确定诊断出来的第二周之后，决定下次就诊的时间。这时主治医生应该会提出建议，使用哪种药物治疗更好。认真听取每种治疗药物的优缺点。不要顾虑，要将自己想要过怎样的生活如实告诉医生。即便当场无法决定也没关系。将替补的药物记下来，利用下次就诊之前的时间充分考虑。治疗开始后，就很难更换药物了，因此要认真考虑后再做决定。

滴注时会配备熟悉癌症治疗的护士

治疗开始时，首先要抽血，接受主治医生的检查。这是为了确认身体状态是否能够耐受治疗。

如果没有问题的话，开始输注。只需要在初次治疗时住院，之后往返医院接受治疗即可。如果没有过敏反应的话，则可以在门诊继续输注。治疗室内会有精通药物治疗的医生或护士，所以有什么担心的事情可以和他们商量。

如果不放心在门诊治疗的话，每次治疗都可以住院。

了解一下药物治疗的流程

1 基因检测、血液检查

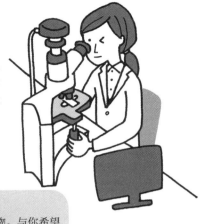

从诊断时的癌症标本知道是否发生基因变异

使用检查或手术获得的标本，检测癌细胞基因是否发生变异。EGFR、ALK 等需使用不同的方法检测，因此做多个项目检测时需要花费一定的时间。

根据情况，可能还要再次进行支气管镜检查。

与主治医生沟通

医生推荐的是疗效已经经过证实的标准治疗药物。与你希望的生活最匹配的是选择哪种药物治疗，需要将你的想法告知医生，然后根据你的希望在治疗上做出调整。

2 门诊或住院治疗

（口服药的话，在家服用即可）

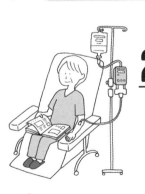

每月去医院 1~3 次，每次接受几小时的输注治疗

治疗计划根据不同的药物或者病情而有所差异，会在开始治疗前确认好。每种药物的滴注时间也不一样。例如，使用会对肾脏产生负担的药物时，需要每次少量用药，延长输注时间。

3 影像学检查

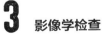

基本上会以周为单位接受就诊检查，检查是否有不良反应。一般会在开始治疗后的 1~2 个月内，进行首次影像学检查。如果癌症病灶缩小 30% 以上的话，就证明药物有效。随后可以按照预定计划继续治疗。

如果没有问题的话，治疗会持续到最后

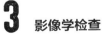

提前了解不良反应出现的时间

> 有的不良反应在治疗开始后立即出现，有的则在治疗一段时间后才出现。提前了解一下会在什么时候出现怎样的不良反应，就可以平静地应对。

不良反应的个体差异较大，用药前无法预知

有的患者完全不会出现不良反应，治疗后能够和以前一样精神焕发地生活、工作和做家务。患者会出现怎样的不良反应，事先是无法预测的。因此要完全了解可能会出现的问题，在身体上或心理上做好应对它的准备是非常重要的。下述不良反应都是细胞毒性药物治疗后会出现的。分子靶向药物等新药会出现其他的不良反应（参见第122页）。

用药当天至用药后 7 日 ⋯⋯⋯⋯⋯⋯

早期、中期、后期的不良反应

恶心、呕吐 等

致吐风险较高的药物在使用前就要服用止吐剂

治疗开始后容易立即出现的是恶心、呕吐、低血压、便秘等症状。当出现过敏等急性反应时，要立刻停止滴注药物

好不容易做好饭了，但是看都不想看

食欲下降　倦怠感　便秘 等

大多数症状是由恶心引起的

治疗开始的 2 天后，容易出现迟发性的恶心、呕吐、食欲下降、身体乏力、便秘等症状。食欲下降和乏力，大多是恶心引起的

口腔溃疡 **腹泻** 等

通过口腔护理和药物及早治疗

用药后1~2周容易出现口腔溃疡、腹泻、身体乏力。如果因为口腔溃疡无法进食，可以请医生开一些治疗口腔黏膜炎症的药物。出现持续严重腹泻时，要尽早就诊

容易引起口腔溃疡的药物

- 环磷酰胺   · 丝裂霉素
- 培美曲塞   · 氟尿嘧啶
- 依托泊苷   · 多西他赛
- 紫杉醇   · 长春瑞滨等

肝·肾·心功能障碍 等

自己也能观察尿量、体重、水肿等情况

肝、肾、心脏出现异常表现的时间一般是用药后1~2周。肝功能障碍会让身体感到疲乏，肾或心脏功能异常会导致尿量发生变化，身体出现水肿。如果感觉到变化的话，请及早就诊

脱发 等

在治疗前就准备好假发

脱发是紫杉类药物容易引起的不良反应（参见第113页）。最好治疗前就准备好医用假发。治疗结束后6~8周，毛发可以开始生长，半年后可以恢复到原来的状态

成品：1万~10万日元
半定制：5万~30万日元
定制：30万~80万日元

白细胞减少 **贫血** 等

在引起严重感染前，要进行血液检查

保护身体不被感染的白细胞及向全身输送氧气的红细胞会减少。大多数会持续1周左右，因此需要应对感染。出现头晕等贫血症状时，请平卧休息

发麻 **耳鸣** 等

神经中毒症状，可能会无法行走

手脚及耳朵的感觉变得迟钝，无法行走，出现麻木和眩晕的症状。大多数情况下会在用药后1周左右得到改善

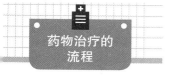

在日常生活中通过自己的努力来缓解不适

> 在药物治疗的过程中，要尽量保持与原先一样的生活。可以在饮食和运动上下功夫来应对较轻的不良反应，尽量让其不再继续恶化。

在饮食上下功夫可以帮助解决很多不良反应

就算在治疗期间，也没有必要一直卧床。和平时一样活动有利于保持身体的良好状态。晚上定时睡觉，保证身心充分的休息。对于食欲不振、腹泻、便秘、口腔溃疡等代表性症状来说，如果是轻症的话，稍加注意一下就能解决。对于轻微的恶心，可以通过"食物变凉之后再吃""不要勉强自己一次吃太多，分成几次吃"等方法解决。

难受的时候多休息，能动的时候尽量多活动

即便如此，如果感觉到难受的话，要好好休息。不要饭后立刻卧床，可以坐在椅子上休息。深呼吸也可以预防和改善呕吐的症状。

身体疲乏的时候也是一样。一直卧床反而会让人感到更加疲倦。出去散步和购物，稍微走一走都会让人感觉到更加轻松。

但是不推荐硬撑着勉强去工作。恶心和乏力比较严重的时候，就向公司请假休息。

不要一味地忍受，这时更需要过得轻松一点

何种程度的症状能够自己应对，存在个体差异。如果对于你来说是非常痛苦的症状的话，请尽快就诊。虽然一般会通过药物缓解，但是根据情况，可以调整抗癌药的用量和种类。

另外还要注意，不要过度在意不良反应。不要忘记治疗初衷是"尽量延长高质量的生活"，做一些让自己开心的事情吧，如短期旅行等，还可以考虑给自己一些奖励。

在饮食上下功夫来缓解不良反应

便秘 ➤ 在药物治疗过程中补充水分

在食欲减退的同时会减少水分的摄入，因此就会容易便秘。可以慢慢喝，每天要保证 1 升的饮水量。活动身体也可以刺激肠道蠕动。养成外出散步的习惯，哪怕每次只有一会儿也可以

·········🖎 日常生活中的注意事项 ✍·········
❖ 恶心的程度如果不严重的话，每天喝 1 升水
❖ 多吃膳食纤维丰富的食物
❖ 能活动的时候，可以出去散步

恶心 ➤ 少量摄入，能补充水分

太饱或太饿都会感觉不舒服，所以每次要少吃一点。考虑食谱的时候，可以选择鸡蛋羹、酱油挂面等味道比较温和的食物。如果担心饭菜的气味影响的话，可以等凉了再吃

·········🖎 日常生活中的注意事项 ✍·········
❖ 不要吃味儿大、刺激性强的食物
❖ 可以等凉了以后再吃
❖ 吃不下的时候，可以喝运动饮料

腹泻 ➤ 注意腹部保暖，让肠道状态更稳定

不要吃生冷的食物，尽量吃温热的食物。减少对肠道的负担，调节肠道状态。可以用毛巾热敷腹部，抑制肠道过度蠕动，缓解腹泻引起的腹痛

·········🖎 日常生活中的注意事项 ✍·········
❖ 将食物做软一些，趁热吃
❖ 少喝咖啡和碳酸饮料
❖ 注意腹部保暖

感染 ➤ 勤洗手、漱口

骨髓抑制容易出现感染的不良反应。流感季节出门的时候要戴好口罩，回家后彻底清洁双手，漱口。体力较差需要卧床的患者也要洗澡，保持身体的清洁

·········🖎 日常生活中的注意事项 ✍·········
❖ 去医院或外出时要戴好口罩
❖ 勤洗手、漱口
❖ 勤洗澡，保持身体的清洁

发麻 ➤ 如果症状较轻的话，会随着时间自愈

越是不活动，越容易导致情况恶化。可以通过活动手脚、步行、按摩等方式来刺激身体。可能会因为感觉迟钝而摔倒，所以外出的时候，一定要穿利于行走的鞋子

·········🖎 日常生活中的注意事项 ✍·········
❖ 脚发麻的时候，尽量活动起来
❖ 洗澡时可以按摩手脚
❖ 穿运动鞋或护理专用的鞋子

口腔黏膜炎 ➤ 不要刺激炎症部位

为了防止炎症继续恶化，不要吃温度较高的食物。牙刷要选择小巧的软毛刷头。滴注抗癌药之前，可以在嘴里含一个冰块，药物就不会遍布整个口腔，起到预防口腔溃疡的作用

·········🖎 日常生活中的注意事项 ✍·········
❖ 温度较高的食物要稍微凉一点后再吃
❖ 不要吃刺激较强的香料
❖ 在接受药物治疗前，嘴里含冰块

新药也会有不良反应

分子靶向药物和免疫检查点抑制剂等新药也会出现特有的不良反应。
提前了解一下在日常生活中如何应对比较容易出现的不良反应吧。

新药虽然不会导致脱发或呕吐，但是也会引起严重的不良反应

分子靶向药物诞生于2000年初。作为 "没有痛苦的不良反应，梦想中的新药"，曾经被许多患者所期待。但实际用过之后，只有一部分患者有效，还引起了多例致死性肺炎。在基因检测可以预测治疗疗效之后，分子靶向药物才成为一种可以安心使用的药物，在治疗肺癌的过程中，发挥着重要的作用。但是希望你可以知道，新药也会出现未知的风险。

如果出现发热等症状的话，及时去医院就诊

在经常使用分子靶向药物治疗的过程中，其不良反应也被人们熟知。特别是使用EGFR抑制剂，会引起肺部和皮肤问题。另外，虽然发生率不高，但是也会引起间质性肺炎等危及生命的肺损伤。一定要密切注意是否出现呼吸困难等早期症状。指甲周围的皮肤如果出现问题的话，也要及早用药治疗。ALK抑制剂还会引发视力问题。如果眼睛看不清楚的话，请立刻就诊。

分子靶向药物会出现的不良反应

ALK 抑制剂

- 间质性肺炎
- 肝功能不全
- 心律不齐、胸痛
- 湿疹
- 白细胞、血小板减少
- 视力问题（视物模糊、有重影）等

EGFR 抑制剂

急性肺损伤
- 发热 ·呼吸困难 ·咳嗽等
皮肤问题
- 面部 ·胸 ·后背起皮疹、瘙痒
- 指甲周围肿胀，全身干燥
其他的不良反应
- 腹泻 ·血小板减少 ·肝功能障碍等

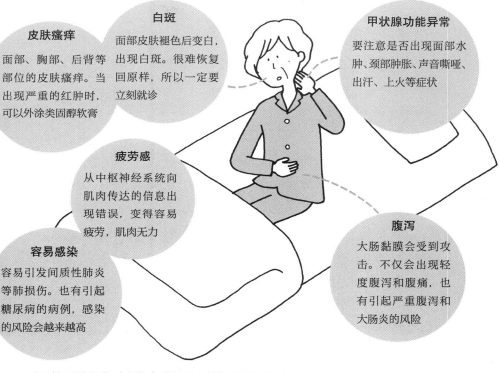

免疫力增强后也会出现不良反应

药物会使受到抑制的免疫功能解除，使免疫细胞重新活跃起来。随后健康的皮肤、甲状腺、肠道、肝脏等就会遭到免疫细胞攻击。

皮肤瘙痒

面部、胸部、后背等部位的皮肤瘙痒。当出现严重的红肿时，可以外涂类固醇软膏

白斑

面部皮肤褪色后变白，出现白斑。很难恢复回原样，所以一定要立刻就诊

甲状腺功能异常

要注意是否出现面部水肿、颈部肿胀、声音嘶哑、出汗、上火等症状

疲劳感

从中枢神经系统向肌肉传达的信息出现错误，变得容易疲劳，肌肉无力

容易感染

容易引发间质性肺炎等肺损伤。也有引起糖尿病的病例，感染的风险会越来越高

腹泻

大肠黏膜会受到攻击。不仅会出现轻度腹泻和腹痛，也有引起严重腹泻和大肠炎的风险

新药可能会出现意想不到的不良反应

目前大众对于正在不断研发中的免疫检查点抑制剂，也报有很高的期待。但是目前阶段，免疫检查点抑制剂还不能算是理想的新药。在药物使用的过程中，可能会出现意想不到的不良反应。

最多见的就是免疫相关的不良反应。免疫原本的作用就是攻击异物。但是也会攻击正常细胞。类似于风湿病、胶原病等与自身免疫性疾病相似的状态。

使用免疫检查点抑制剂的患者，在期望"尽可能延长高质量的生活"的同时，还需要密切注意身体状态的变化。

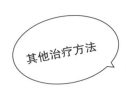

治疗试验、临床试验的参加方法

在药物治疗中，也可以选择参加治疗试验和临床试验来试验新药治疗。如果现有的药物无效的话，就可以参加临床试验。

也要尝试接受新药和新的治疗方法

药物治疗没有产生效果，如果体力状况允许的话，还有机会考虑其他的治疗选择。其中一种选择就是参加治疗试验和临床试验。

新药在得到认可之前，会经历很多阶段。找到新成分，在实验室进行实验或动物实验后，就可以开始进行人体试验。这就是治疗试验，是在人体确认药物作用的临床试验的其中一种。

一般的药物会选择健康的成年男性开始1期临床试验。但是抗癌药会从患者开始，在观察不良反应和疗效的同时，决定最佳用量和可以使用的剂量。在此基础上进行2期和3期临床试验，收集可信度更高的数据。

想使用新药治疗时，可以参加由企业或医生主持的治疗试验。

使用新开发的药物进行治疗试验

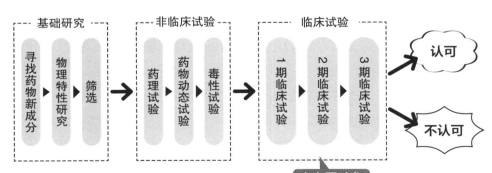

药物在得到认可前需要经过基础研究、非临床试验和临床试验来确认其疗效和不良反应。如果有效性较高的话，就会得到认可

试着查找一下治疗试验和临床试验的信息

一般财团法人 日本医药信息中心运营的网站

在临床试验概要的疾病名称一栏中，输入"肺癌"进行检索的话，就会出现肺癌相关的治疗，临床试验的信息

癌症信息网站

参见第 39 页。此网站可以查到临床试验的信息。选择"国内正在进行的临床试验的信息"，通过癌症的种类，都道府县或研究对象年龄来检索

很多临床试验，体力状况差或有慢性病的患者无法参加

对于已经上市的药物，为了进一步了解疗效或寻找探索新的使用方法而进行的试验，即狭义的临床试验。

如果对治疗试验或临床试验感兴趣的话，要先咨询一下你的主治医生。癌症诊疗合作定点医院通常会有治疗试验和临床试验。

也可以自己查找试验信息。如果无法在正在接受治疗的医院参加临床试验，可以尝试通过上述的网站搜索相关信息。

只不过大多数治疗试验和临床试验要符合条件才能参加。有慢性疾病、体力状况较差的患者一般无法参加，因此需要认真确认加入临床试验的相关条件，然后进行探讨。最后也不要忘记，疗效和不良反应都是未知数。即便抱有期待，也要慎重地考虑是否要参加。

药物治疗的效果和不良反应存在个体差异。有的患者在治疗过程中，不会出现不良反应。通过以下案例一起来了解一下其他患者的治疗生活情况吧。

药物治疗的病例研究

（64岁，女性） **"成功控制Ⅳ期肺腺癌"**

腺癌Ⅳ期

结婚以后，只做过兼职，所以很少有体检的机会。从去年开始，兼职也能参加公司的体检，于是我做了全身检查，得知肺部有阴影需要进一步检查。万万没想到，确诊是肺癌晚期。丈夫马上也要退休了，我们正商量着退休后就去旅行的事。诊断后我得知已经不能手术治疗了，于是马上开始进行抗癌药治疗。

通过基因检测，发现可以使用新药，所以开始使用免疫的药。也没有出现让人担心的不良反应，每天也能好好地吃三顿饭。虽然因为得了癌症，体重比以前轻了5kg以上，但是可以保持体力。3个疗程的治疗之后，近10cm的癌症已经缩小到1cm，药物治疗是有效的。现在正以治愈为目标继续接受治疗。

现在很多八九十岁的人也能精神百倍地享受人生。"我绝对不会因为癌症死掉！"我会继续积极接受治疗！

（70岁，男性） **"即使复发，我相信也有治疗的方法"**

小细胞肺癌Ⅲ期

小细胞肺癌发展速度非常快。当时后背很痛，所以去整形外科就诊。然后转到了呼吸内科，很快就确诊了。年轻的时候没得过什么病，得病之前还和朋友一起去打了高尔夫球。确诊后我非常震惊，只能在医生讲话的时候点点头。

分期是Ⅲ期。之后开始滴注顺铂和依托泊苷，并接受了放疗。虽然很担心出现严重的不良反应，止吐治疗是否会有效呢。但是治疗并没有想象中那么痛苦。没有食欲的时候，只吃一些鸡蛋卷和蟹肉棒，最好不要勉强吃东西。

现在药物治疗已经起效了，癌症已经变小了。我也能开心地去打高尔夫球。和朋友说了我在治疗癌症的事情，朋友笑着说"一点也不像得了癌症，真的吗？"

癌症没有消失，所以治疗之后也不能完全放心。但是还有其他治疗手段。加油尽量活得更长一些吧。我每天都抱着这样的想法生活。

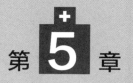

第 **5** 章
如何面对肺癌的复发和进展

通过手术切除的癌症又复发了，通过药物治疗缩小的癌症又变大了。这时最佳对策就是使用药物进行再次治疗。另外，为了能够过上你想要的生活，也可以选择缓和医疗，与癌症和谐共存。

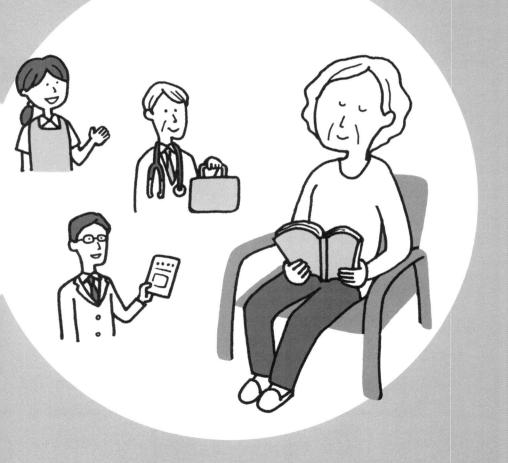

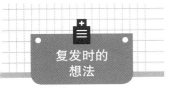

判断的标准是想要如何活下去

> 即便治疗很顺利，复发也很常见。一起来思考一下如何防止复发，
> 过好以后的生活比较好吧。

隐藏的癌细胞在治疗后慢慢长大

复发是指本应该消失的癌症在5年内再次出现的情况。手术或放疗后，癌症即便看起来已经消失了，也可能会有肉眼看不见的癌细胞残留在体内，再次长大。在原发病灶相同的位置或附近复发属于局部复发，在远处的脏器复发则被称为远处转移。肺癌容易进入全身的血液和淋巴液，因此有80%的复发为远处转移。

通过药物治疗延长生命

接受治疗时，谁都想治愈癌症，并且永不复发，长久地活下去。正因为如此，在复发的时候，患者往往会受到极大的打击。

但是也有的患者能够很好地治疗复发，长期健康地生活。也有用药物控制癌症的患者，活到八九十岁的可能。

体力状况允许的话，有多种治疗选择。希望你可以知道，复发并不是绝症。

疼痛和呼吸困难时可以通过治疗改善

明确复发时，首先要考虑的是药物治疗。使用二线治疗、三线治疗推荐的药物。

治疗最大的目标就是延长生命，可以使用以前没有用过的药物，因此有机会获得新的生存时间。

也有可以抑制癌症晚期出现胸痛、呼吸困难等症状的治疗方法。对于转移至脑和骨的远处转移引起的症状来说，放疗可以发挥非常好的效果。

复发时有 2 种治疗选择

复发时的治疗选择，大致有以下 2 种。也可以将积极治疗和对症治疗等几种选择结合起来。

缓和医疗

气管支架植入术
胸腔积液引流术

使用支气管支架和胸腔积液引流来改善症状

肺癌进入晚期后，会受到体积增大的癌症病灶和胸腔积液的压迫，出现胸痛的症状。对于这些症状来说，可以通过扩张支气管或胸腔积液引流来治疗（参见第 134 页~）

控制疼痛及心理治疗

控制疼痛，过上高质量的生活

可以使用镇痛药或接受心理治疗来缓解疼痛，珍惜剩余的时间（参见第 144 页~）

积极的治疗

药物治疗 （二线治疗 & 三线治疗）

尝试目前为止没有使用过的药物

复发时微小癌细胞可能会扩散到全身，因此能够作用于全身的药物是最有效的。已经接受了一线治疗的患者，可以使用与之前治疗不同的药物

免疫检查点抑制剂也是其中一种重要的治疗选择 →

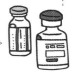

放疗 **手术**

可以再尝试一次

局部复发时，还可以再接受一次手术或放疗。根据上次的治疗情况和现在肺部的状况，和主治医生商量该如何进行治疗（参见第 130 页~）

也可以选择"不治疗"

通过药物治疗或放疗如果能尽其所能的话，是可以延长生命的。可以延长几个月或者几年。但是通过治疗延长的生命是有限的。即便是再有效的药物或手术等治疗方法，也会给身体造成负担。有的患者通过鼓起勇气放弃治疗，来恢复体力，回到精神百倍的生活。有的患者从晚期及复发的烦恼中解放自己的心灵，从而变得轻松起来，反而延长了自己的生命。

你希望的生活方式对于你来说就是正确答案，因此一定要认真考虑一下，今后你想怎么活下去。

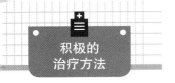
使用免疫类药物、分子靶向药物开始后续的治疗

> 如果选择积极治疗的话，先来一起了解一下有几种治疗方法吧。现在，二线治疗中也有发挥很好疗效的药物。

没有接受过药物治疗的患者可以从一线治疗开始

在手术及放疗后，如果癌症复发的话，首先需要使用药物进行一线治疗。使用的是第4章介绍过的药物。根据肺癌的类型及是否发生基因变异，选择合适的药物。治疗时间一般为3~4个月。门诊或住院几次，接受输注治疗。治疗后根据影像学检查来确认治疗效果。如果治疗后癌症病灶缩小30%以上的话，就说明有效。使用药物进行维持疗法继续治疗。

有的患者在二线治疗之后回到了健康的生活

药物治疗明明有效，癌症病灶体积却再次增大，或一线药物治疗没有效果的时候，可以使用其他抗癌药进行二线治疗。

你可能会产生"又是药物治疗啊……"这样的抑郁情绪。但是，之后使用的药物和之前的药物不是同一种，可能会得到好于一线治疗的效果。和主治医生认真商量，在自己能够接受之后，再开始治疗。

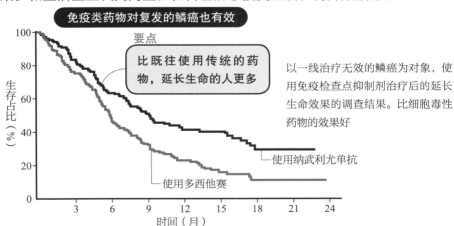

免疫类药物对复发的鳞癌也有效

要点

比既往使用传统的药物，延长生命的人更多

以一线治疗无效的鳞癌为对象，使用免疫检查点抑制剂治疗后的延长生命效果的调查结果。比细胞毒性药物的效果好

使用纳武利尤单抗

使用多西他赛

（根据 Brahmer J et al. 2015 制作而成）

鳞癌可以使用免疫类药物或铂类药物

二线治疗一般会使用与一线治疗作用机制不同的药物，可以选择免疫检查点抑制剂或铂类药物。

一线治疗不使用
帕博利珠单抗 Pembrolizumab

 帕博利珠单抗作为第一治疗选择

在一线治疗使用了铂类药物的患者，可以考虑使用免疫检查点抑制剂，也可以选择其他细胞毒性药物

 例
- 帕博利珠单抗单用
- 纳武利尤单抗单用
- 雷莫芦单抗 + 多西他赛（DTX）
- 多西他赛（DTX）单用 · S-1 单用

一线治疗使用
帕博利珠单抗 Pembrolizumab

 铂类药物用于治疗

PD-L1（参见第 115 页）超过 50，在一线治疗中就使用了免疫检查点抑制剂的患者，可以联合使用铂类药物进行治疗

 例
- 顺铂（CDDP）+ 培美曲塞（PEM）
- 卡铂（CBCDA）+ 紫杉醇（PTX）

鳞癌以外的肺癌，可以从没有使用过的药物中选择

腺癌等除鳞癌之外的癌症，也要选择与一线治疗不同的药物。根据一线治疗前的基因检测结果，适合治疗的药物是不同的。

ALK 基因变异阳性

换为铂类药物或其他分子靶向药物

首先使用与一线治疗不同的药物。一线治疗使用了克唑替尼的患者，可以使用阿来替尼或色瑞替尼等新药

 例
- 阿来替尼单用 · 克唑替尼单用
- 色瑞替尼单用 · 铂类药物联合

EGFR 基因变异阳性

使用其他分子靶向药物

确认是否存在新型基因异常（T791H），如果有异常的话，就使用奥希替尼治疗。根据检查结果，可能联合铂类药物是最合适的

 例
- 奥希替尼单用 · 厄洛替尼单用
- 吉非替尼单用 · 铂类药物联合
- 阿法替尼单用

ROS1 基因变异阳性

如果还没有治疗的话，可以尝试分子靶向药物克唑替尼

一线治疗使用了铂类药物联合化疗的患者，可以尝试分子靶向药物克唑替尼。已经使用了克唑替尼的话，可以尝试使用顺铂（CDDP）等铂类药物联合化疗

 例
- 克唑替尼单用
- 铂类药物联合

所有基因检测均为阴性

也可以使用免疫检查点抑制剂

可以使用仅限于二线治疗的免疫检查点抑制剂（纳武利尤单抗）。一线治疗没有使用过的细胞毒性药物也可以作为替补。根据患者的体力情况选择

 例
- 纳武利尤单抗单用
- 多西他赛（DTX）+ 雷莫芦单抗
- 培美曲塞（PEM）单用
- S-1 单用 · 铂类药物联合

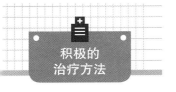

小细胞肺癌使用 3 种抗癌药联合的方法

> 小细胞肺癌的药物治疗虽然容易见效，但是也容易在治疗几个月后复发，这正是小细胞肺癌治疗棘手的地方。鉴于自己的体力状况，和医生沟通后，可以考虑用以下药物治疗。

虽然不是那么理想，但是可以延长生存时间

小细胞肺癌对药物治疗比较敏感，但是疗效持续时间不长，特别容易复发。复发时以延长生命为目标，使用其他抗癌药治疗。选择之一就是NGT疗法。滴注5天拓扑异构酶抑制剂伊立替康。间隔3周之后，再次滴注5天，之后重复这个周期。

在日本，将顺铂、依托泊苷及伊立替康这3种药物联合起来使用可以达到与NGT疗法相似或更好的效果。

治疗间隔45天以上复发，药物治疗比较有效

根据治疗后复发的时间，治疗的效果会有所差异。一线治疗结束，经过45天以后复发的话，一般可以期待药物治疗后，生存时间能延长至1年以上。如果不足45天复发的话，药物治疗的疗效有限。虽然没有任何一种药物有明确的治疗效果，但是通过滴注抗生素类药物氨柔比星等可以延长半年左右的生命。

根据复发的时间来选择药物

不足 45 天复发

只注射氨柔比星

注射 3 天氨柔比星，每 3 周重复 1 次，可以延长生存时间。但是会出现严重的骨髓抑制等不良反应，也有引发肺炎的风险

45 天后复发

除了顺铂以外，可以使用 3 种药物联用

对于超过 2 个月的迟延性复发，NGT 疗法可以发挥效果。在日本，同时使用顺铂、依托泊苷及伊立替康三药联合治疗的方案，其疗效优于 NGT 疗法

什么时候要放弃药物治疗

患者体力状况较差、而且无法自己活动时，如果继续使用药效较强的药物治疗，就无法过上自己所期待的生活。如果比起希望，痛苦更强烈的话，或许可以放弃治疗。

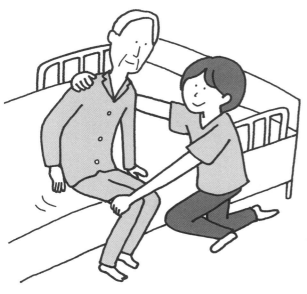

是否能够耐受不良反应，要看患者的体力状况

45天之后复发的患者要使用3药联合治疗，每种抗癌药都有很强的药效。而另一种NGT疗法，接受治疗的大多数患者会出现骨髓抑制（参见第111页）。也有的患者会因为白细胞减少、肺炎等不良反应失去生命。即便是治疗后不足2个月复发，使用的治疗药物也有很高的概率引起骨髓抑制。

复发时的治疗，会比一线治疗更难受。不能保证患者有足够体力耐受治疗。虽然很难做出决定，但是选择缓和医疗，安稳地度过余下的日子，也不失为一种选择。

不仅要考虑家人，患者本人的想法也很重要

如果是患者本人希望的话，继续治疗就是有意义的。但是，在身体被严重的不良反应摧毁的状态下，很难再怀有希望继续治疗。特别是对于八九十岁的患者来说，有"算了，不治疗也行"这种想法的患者在不断增加。大概是想要以自己所期望的方式，舒心地度过余下的日子。

购买了本书的肺癌患者的家人们，请尊重患者本人的想法。"不要这么说，加油啊"用这种方式去鼓励患者继续接受药物治疗，对患者不一定是最好的帮助。

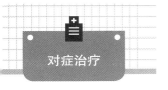

扩张呼吸道，让呼吸变得轻松

> 癌症晚期病灶体积较大时，呼吸会变得困难。这时可给予扩张呼吸道的对症治疗，提高生活质量。

中央型肺癌和转移癌会导致呼吸困难

肺癌是不发展到晚期几乎没有症状的疾病。也有很多患者即便进入了晚期，也几乎没有任何症状。但是只要出现了症状，生活质量就会明显下降。其中之一就是呼吸困难。体积增大的癌症病灶会压迫支气管，堵塞空气通过的气道。常见于发生在肺门的小细胞肺癌及鳞癌。

腺癌转移至肺门时，也会出现呼吸困难的症状。

物理方法扩张主支气管

如果出现呼吸困难的话，就可以考虑给予扩张支气管的治疗，也就是使用物理方式扩张狭窄的支气管的呼吸道支架植入术。

支架是与支气管相似的筒状器具。将其插入变窄的支气管内，确保空气可以顺利通过。通过将氧气输送至肺深处，来缓解呼吸困难的症状。特别是当支气管狭窄超过一半时，推荐使用这种治疗方法。

虽然不是很难的方法，但是需要足够体力支撑

呼吸道支架植入术要使用支气管镜完成。比起开胸手术，对身体几乎没有负担。除了癌症诊疗合作定点医院以外，很多医院都能实施此手术。虽说如此，还是需要麻醉后手术，住院接受治疗，所以对于体力状况较差的患者来说也是一种负担。

充分考虑呼吸困难的程度及其对生活的影响后，再决定要不要接受此手术。

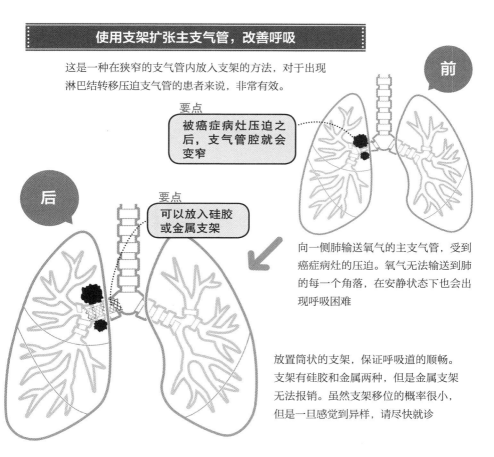

使用支架扩张主支气管，改善呼吸

这是一种在狭窄的支气管内放入支架的方法，对于出现淋巴结转移压迫支气管的患者来说，非常有效。

要点

被癌症病灶压迫之后，支气管腔就会变窄

前

后

要点

可以放入硅胶或金属支架

向一侧肺输送氧气的主支气管，受到癌症病灶的压迫。氧气无法输送到肺的每一个角落，在安静状态下也会出现呼吸困难

放置筒状的支架，保证呼吸道的顺畅。支架有硅胶和金属两种，但是金属支架无法报销。虽然支架移位的概率很小，但是一旦感觉到异样，请尽快就诊

也可以使用高频电流灼烧癌症

呼吸道堵塞严重可能会出现窒息死亡，可以给予灼烧治疗，即灼烧呼吸道周围的癌症病灶的方法。除了高功率激光外，还可以使用治疗花粉症时也会用到的PLASMA激光。但是如果癌症病灶体积太大的话，无法一次完成灼烧，需要进行多次治疗。功率较强的激光还可能会导致呼吸道穿孔。

作为呼吸道支架植入术的术前准备，会给予灼烧治疗，然后将气囊塞入较窄的部位然后扩张。特别是对于硅胶支架来说，如果事先灼烧肿瘤，则会让气道内支架植入过程变得更加顺利。

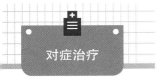

缓解胸腔积液、心包积液引起的胸痛等不适

> 肺癌进入晚期后，肺及心脏的周围都会出现积液，导致胸部不适。插入导管引流出积液后，可以缓解对心脏的压迫。

含有癌细胞的胸腔积液

最初停留在肺内的癌细胞，也会向肺外扩散。包裹着肺的胸膜也是癌细胞转移的目标。在胸膜包裹的空间（胸腔）内，会出现含有大量癌细胞的液体积聚，即为癌性胸腔积液。虽然在正常的状态下也会有少量胸腔积液，但是随着癌细胞的增殖，胸腔积液会慢慢增多。胸膜内有能够感觉到疼痛的神经，被大量的胸腔积液压迫后，不仅会出现呼吸困难，胸腔也会感觉到疼痛。

在胸膜内插入引流管，使用引流装置排出积液

当呼吸困难和胸痛比较严重的时候，就需要考虑是否要引流胸腔积液。这是一种在胸腔内插入导管排出胸腔积液的方法。如果是已经接受过肺部手术的患者，那么可能已经排过积液了。胸腔积液引流只是一种暂时的处理方式。如果胸腔积液的引流量每天不足100mL的话，就可以停止引流。引流管也可以拔出来。

如果治疗后不久再次出现大量积液的话，就需要考虑是否要再次引流积液。

心包积液也能引流

与肺相同，心脏也被浆膜覆盖着。心脏与肺的距离很近，所以被心包包裹的空间内（心囊）也会产生积液。这就是癌性心包积液。积液量增多后，输送血液的心室受压就会变小，导致全身的循环状态恶化。

为了避免这样的风险，出现心包积液时，也要进行引流。一般会从皮肤上刺入穿刺针，实施心包穿刺术，然后连接引流管引流心包积液。

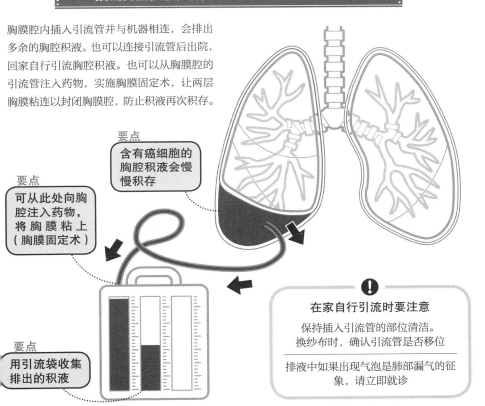

抽出胸腔积液，保持尽量避免胸腔积液的状态

胸膜腔内插入引流管并与机器相连，会排出多余的胸腔积液。也可以连接引流管后出院，回家自行引流胸腔积液。也可以从胸膜腔的引流管注入药物，实施胸膜固定术，让两层胸膜粘连以封闭胸膜腔，防止积液再次积存。

要点
含有癌细胞的胸腔积液会慢慢积存

要点
可从此处向胸腔注入药物，将胸膜粘上（胸膜固定术）

要点
用引流袋收集排出的积液

在家自行引流时要注意

保持插入引流管的部位清洁。换纱布时，确认引流管是否移位

排液中如果出现气泡是肺部漏气的征象，请立即就诊

用放疗缓解骨转移和脑转移的症状

在胸部症状的对症治疗中，常用的是呼吸道支架植入术（参见第134页）、灼烧治疗（参见第135页）、胸腔引流等。

另外，复发的肺癌大多会向身体其他部位转移。发生脑转移后，会出现眩晕、头痛、损伤运动功能导致无法行走的症状。发生骨转移的话，很容易感觉到疼痛，特别是走路时感到非常疼痛。癌细胞扩散到骨后，会破坏骨组织，从而出现骨折的情况。以上症状可以通过第3章介绍的放疗来缓解。当出现剧痛时，不要独自忍受，要积极地寻求治疗。

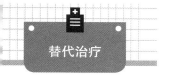

尝试一种能够接受的治疗

> 当你对治疗有强烈的焦虑和迷茫时，可以尝试替代治疗。来了解一下替代疗法的选择方式和思考方式。

珍惜"不想放弃"的想法

如果现代医学能够治好所有的癌症那该多好。全世界的研究人员都这样期盼着，并且日夜不停地研究。但是要想实现这样的愿望，只能是未来了。

在治疗效果不好的状况下辅助治疗，或者用来代替现代医学治疗的方法就是替代治疗。虽然替代治疗的疗效在医学上没有得到证明，但是有40%以上的患者会尝试一些替代治疗。

可以先尝试一种方法来观察是否有效

对于替代治疗有兴趣的患者，首先可以收集一下相关治疗的信息，要尽量查清这些替代治疗是否有已经被证实过的研究结果。

收集好信息后，在比较多种治疗方法的前提下，选择你最认同的或者特别想尝试的一种治疗。如果同时进行几种治疗的话，会无法分辨哪种治疗有效哪种无效。所以一定要先尝试一种。

在开始治疗前与主治医生商量

你是不是觉得"即便和医生商量，也会被否定？"没有这样的事情。很多肿瘤科医生都会理解患者想要尝试替代治疗的心情，也会关注整个治疗过程的发展。

只是替代治疗可能会妨碍药物治疗和手术。首先可以坦诚地告诉医生"我想吃这个营养品""我想尝试这种治疗方式"，然后开始治疗。

尝试检验一下替代治疗的效果

波士顿大学研究团队的报告已经验证了替代治疗的疗效。虽然不建议大家去积极尝试，但是研究报告对替代治疗有很高的评价，可以作为选择替代治疗时的依据。

右侧一栏是
医生的建议

替代治疗	有效性—科学的根据的质量	有效性—科学的根据的方向性	风险程度	禁忌	合理的建议（除去禁忌之外的情况）
益寿食品（以蔬菜和糙米为主的饮食）	Ⅲ	→	2	E，N	同意并观察过程
维生素 A 营养液	Ⅰ	→	6	A，T	反对并观察过程
维生素 C 营养液	Ⅰ	↓	2	A，B	反对并观察过程
鲨鱼的软骨	Ⅲ	→	3	H，AN	同意并观察过程
身心治疗	Ⅰ	→	2	—	同意并观察过程

有效性—科学的根据的质量
Ⅲ是业内权威人士的意见推荐水平。越接近Ⅰ，越是通过适当的试验验证了其治疗效果的

有效性—科学的根据的方向性
↑ 现有的科学根据显示了其有效性
→ 现有的科学根据无法显示其有效性
↓ 现有的科学依据显示其无效

风险程度
1 无有害作用。随着数值的增加，有害程度会增加

禁忌
A：不可以与放疗及抗癌药一起使用
AN：孕妇、儿童、有心血管疾病的患者不能使用
B：在服用抗血栓药物及手术前后不能使用
C：与放疗及抗癌药一起使用时要注意
E：患乳腺癌、子宫癌的患者不能使用
H：高钙血症患者不能使用
N：营养不良的患者不能使用
T：有怀孕可能性的患者不能使用

（引自 Weiiger WA et al. 2002 的部分内容）

针灸和按摩可以有效地缓解不适的症状

在替代治疗中，也有可以对现代医学产生辅助效果的治疗。例如，有可以缓解化疗不良反应、缓解晚期疼痛等效果的治疗。

这些治疗以中医方面的治疗为主。有的医院会在药物治疗的过程中，给患者辅助中药治疗（参见第141页）。

针灸和按摩可以起到调节身心状态、缓解疼痛的效果。在日本国立癌症研究中心的缓和医疗科，也有持有资格证书的针灸师和按摩师可以提供针对缓解疼痛治疗。由这些具备医学知识的人提供的相应治疗，患者可以放心地接受。

是否是被认可的替代疗法，现在来检查一下吧

从自己感兴趣的项目中选择一项，按照下列的选项来确认其是否是被认可的治疗方法。

向主治医生确认

向主治医生及护士、药剂师、营养师咨询以下问题。
- ☑ 这种补充替代治疗可以缓解随着癌症进展出现的症状吗？
- ☑ 这种补充替代治疗可以缓解治疗时出现的不良反应吗？
- ☑ 这种补充替代治疗的安全性和效果通过人体试验了吗？
- ☑ 是否能与这种补充替代治疗的专家讨论治疗方案呢？
- ☑ 这种补充替代治疗的专家能否配合协助一起治疗呢？
- ☑ 这种补充替代治疗会对正在接受的癌症治疗造成影响吗？
- ☑ 这种补充替代治疗可以报销吗？

自我确认

在与对替代治疗感兴趣的的专家见面前，自己先试着了解一下以下事项。
- ☑ 这位专家可以提供怎样的替代治疗呢？
- ☑ 这位专家在哪里接受过培训？
- ☑ 这位专家持有能够保证技术、知识的证书等吗？
- ☑ 这位专家治疗过与你患相同疾病的患者吗？
- ☑ 这位专家愿意与你的主治医生合作吗？
- ☑ 关于这种补充替代治疗，正在进行怎样的研究呢？
- ☑ 这是有科学依据的治疗方法吗？
- ☑ 这种补充替代治疗的费用是多少？

向专家确认

找到能够提供这种补充替代治疗的机构后，进行实地考察，向专家咨询相关内容。
- ☑ 这种补充替代治疗能够发挥怎样的效果呢？
- ☑ 我这样的病情治疗后有效的科学依据是什么（已经发表的论文）？
- ☑ 能否提供这种补充替代治疗相关的信息和数据？
- ☑ 这种补充替代治疗有什么样的风险和不良反应？
- ☑ 这种补充替代治疗会对正在进行的癌症治疗产生怎样的影响？
- ☑ 在哪种状态下（或者患有哪种疾病时）不能进行这种补充替代治疗？
- ☑ 这种补充替代治疗需要治疗多长时间？
- ☑ 这种补充替代治疗需要购买器械或其他东西吗？
- ☑ 这种补充替代治疗的费用是多少？

（引自《癌症的补充替代治疗手册　第3版》《癌症的替代治疗的科学的验证及临床应用相关的研究》组，有部分更改）

缓解药物治疗过程中的不适

在日本，有些中药已经被国家认证、能够使用保险报销。中医治疗的观念是将患者全身的状态分为不同类型的"证"，然后通过治疗改善身体状态和体质。

这些治疗属于精通中医的专家的工作范围。另外，使用中医来配合西医进行对症治疗的医生逐渐增多。

有的医生会使用中药来缓解患者在药物治疗的过程中出现的食欲不振、体力变差、身体倦怠、便秘等症状。

医院也能开

中药

在医院开的中药是最安全的

药店也会卖一些中药。虽然可以方便购买使用，但是中药也是药，也具有与西药相似的成分、消灭癌细胞作用的成分，所以不推荐自己去尝试使用。

想要使用中药来调理身心状态时，首先要和主治医生商量。请医生帮忙选择不影响正常治疗的药物。如果主治医生不了解中药的话，也可以帮忙介绍值得信赖的中医。

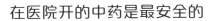

出现这些症状时可以使用中药

1 应对药物治疗中的不良反应

中医特别擅长治疗食欲不振和体力、精力的下降。可以提高生活的质量

2 体重、体力下降时

随着癌症的发展，体重会下降。中药对这类症状有效

3 随着病情的发展，出现疼痛时

可以试着用中药来缓解疼痛。只是可能会和医院的药物作用重叠，所以必须请主治医生做判断

约96%的患者在吃保健品和营养品

不论在什么时候最受欢迎的都是饮食·营养疗法。根据日本厚生劳动省的调查，在选择替代治疗的癌症患者中，有96.2%患者正在吃一些保健品和营养品。

很久以前就有"药食同源"的观点。可能是因为这种观点很容易被接纳，非常受欢迎吧。容易尝试也是这种疗法具有有吸引力的地方。

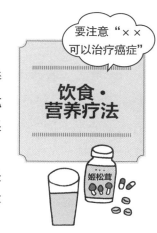

营养品也可能影响治疗效果

营养品和天然的食物不同。营养品是含有大量特定的营养物质的产品，所以会出现天然的食物不会引起的不良反应，如摄入大量维生素也会出现不良反应。营养品可能会影响药物代谢的酶，提高抗癌药的浓度，诱发危险的不良反应。与之相反，营养品还有降低药效的可能性。

自己擅自开始服用营养品是非常危险的。在购买之前一定要咨询主治医生。为了能够判断是否适合服用这种营养品，一定要将营养品的成分准确地告知医生。

保证营养均衡是最好的

独立诊疗的诊所等机构也会提供饮食·营养疗法的相关指导。如果你想要去这样的机构就诊，一定要和你的主治医生商量。要注意"一定要停止使用抗癌药""这种方法一定能治好癌症"这些说法。应该没有能够100%否定现代医学的根据。同样的，不存在一定能够治好癌症的饮食·营养疗法。从现代医学的角度来看，营养均衡的饮食比什么都有效。一定要多吃蔬菜，通过鱼类、肉类摄入充足的蛋白质。通过吃自己喜欢的食物补充能量也会有利于治疗。

被认可的治疗方法只有3类

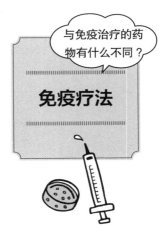

免疫疗法被认为是"理想的治疗方法"，为了证明此说法，已经进行了大量的研究。得出的研究成果就是证实免疫检查点抑制剂有效。现在，仍然在开发新的免疫检查点抑制剂，正在进行临床试验。问题是，这种被认可的药物和民间所谓的免疫疗法不同。虽然不能完全否认民间的免疫疗法，但是没有任何科学依据能够表明其对癌症有效。首先你需要理解的是，民间的免疫疗法虽然和医疗保险中能够使用的免疫类药物很像，但是两者并不同。

首先要向主治医生确认其是否有效

民间的免疫疗法最常见的是癌症疫苗疗法。这是一种提取癌症特有的抗原，人工合成后注入体内治疗癌症的方法。作为抗原，是免疫系统发现异物后攻击的目标。这是一种通过往体内植入抗原，使免疫细胞识别后将癌细胞视为攻击的对象，从而进行消灭的方法。

其他相似的方法还有，将从患者的血液中提取的淋巴细胞在体外激活后，再回输到体内的治疗方法。虽然与癌症疫苗疗法相关的由一些企业或医生发起的临床试验也正在进行中，但是到目前为止，依然没有充分的科学依据，属于自由诊疗的治疗范畴。特别想尝试的话，可以咨询主治医生，这种治疗方式是否会有效，以及对身体是否有害。

也要考虑经济问题，不要因为治疗花光积蓄

民间的免疫疗法往往需要几百万日元的高额费用。此费用医疗保险不能报销。在尝试之前，一定要和家人认真商量。

也有的患者抱着"想要赌一下"的想法，花光了所有的生活费和存款。如果没有起效的话，就无法再接受普通的治疗了。因此，一定要在自己经济能够承受的范围内尝试这种治疗方法。

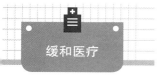

缓解疼痛，过上舒适的生活

> 缓和医疗并不等同于终末期治疗。作为一种能够缓解身心痛苦的医疗方式，有利于保证患者的生活质量。

以"即便有癌症也要精神百倍"为目标活着

癌细胞本身不会诱发疼痛，也没有损伤正常组织的功能。出现疼痛等症状是因为过度增殖的癌细胞压迫组织，导致正常组织功能下降。也就是说，疼痛属于次生症状。所以即便得了癌症，也有正常生活的可能。没有治疗方法或者没有能够耐受治疗的体力、精力时，首先可以考虑缓和医疗。

身体的疼痛可能是由心理问题引起的

即便放弃积极治疗，也不能缺少疼痛的治疗。身体的疼痛会对心理产生不良影响。会让所谓的"想让剩下的时间过得更充实"的生活方式，以及"即使得了癌症也要有精神"这种想法越来越遥远。

如果有疼痛的症状，从早期就要开始治疗，这才是正确的缓和医疗的治疗方法。缓解了身体上的痛苦后，会让体力、精力充沛起来，起到延长生命的效果。

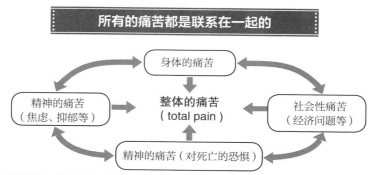

所有的痛苦都是联系在一起的

身体的痛苦 → 整体的痛苦（total pain） ← 社会性痛苦（经济问题等）

精神的痛苦（焦虑、抑郁等）

精神的痛苦（对死亡的恐惧）

这是 WHO 提倡的缓和医疗的观点。身体的痛苦、心理负担、对死亡的恐惧等全部联系在一起，构成了患者所有的痛苦。

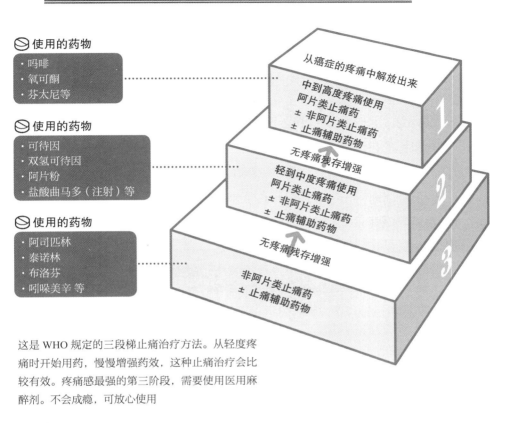

根据疼痛的程度，及早用药

⊖ 使用的药物
· 吗啡
· 氧可酮
· 芬太尼等

⊖ 使用的药物
· 可待因
· 双氢可待因
· 阿片粉
· 盐酸曲马多（注射）等

⊖ 使用的药物
· 阿司匹林
· 泰诺林
· 布洛芬
· 吲哚美辛 等

从癌症的疼痛中解放出来

中到高度疼痛使用
阿片类止痛药
± 非阿片类止痛药
± 止痛辅助药物

无疼痛残存增强

轻到中度疼痛使用
阿片类止痛药
± 非阿片类止痛药
± 止痛辅助药物

无疼痛残存增强

非阿片类止痛药
± 止痛辅助药物

这是 WHO 规定的三段梯止痛治疗方法。从轻度疼痛时开始用药，慢慢增强药效，这种止痛治疗会比较有效。疼痛感最强的第三阶段，需要使用医用麻醉剂。不会成瘾，可放心使用

很多患者疼痛和不良反应得到缓解后，食欲增强

　　缓解身体的疼痛能让每天的生活变得非常舒适。停止药物治疗，也会提高生活品质。特别对于不良反应严重，因为食欲不振及恶心感到非常痛苦的患者，治疗后体力会变好。可以吃自己喜欢的食物，去自己想去的地方，享受和重要的人在一起的时间。

　　医生建议进行缓和医疗时，不要有"被医生放弃了"的想法。没有有效的治疗方法，只能看到治疗的弊端，对医生来说也是一件很痛苦的事情。请理解，这是为了不让你继续痛苦的建议。

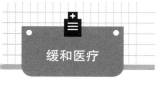
可以在缓和医疗门诊接受心理与身体的照护

> 即便放弃了积极的治疗，也要与了解你的情况的医院建立联系。可以在专门的门诊接受缓和医疗。

设有缓和医疗门诊的医院在不断增加

有同样的目标、一起治疗癌症的主治医生，比任何人都了解情况。即便放弃了积极的治疗，也要和医生建立联系。虽然每个医院情况不同，但是可以询问一下今后是否还能够为你诊断病情及身体的变化。

大多数癌症诊疗合作定点医院设有缓和医疗门诊。提供根据不同疼痛程度开具止痛药物、咨询等多项服务。

给你和家人提供帮助的缓和医疗工作人员

缓和医疗门诊有很多持有各项资格证书的工作人员。也提供针对疼痛和身体状况较差的对症治疗以外的咨询服务。

护士

癌症治疗的专科护士为你提供疼痛护理。当你的身体状况发生变化，不知道是否需要医生诊疗时，专科护士可以提供合适的建议

药剂师

在缓解疼痛的过程中，必须要有熟悉癌症治疗的药剂师。药剂师可以认真教授患者药物的服用方法和麻醉类止痛药的管理方式

营养师

当"虽然有食欲但是人却瘦了"或"完全吃不下"的时候，营养师可以指导你如何调整饮食和选择菜单

肿瘤心理科医生

当你心里感到痛苦、失眠时可以尝试接受治疗。有时候可以通过倾听患者倾诉即可治疗，有时候也可以使用药物治疗

心理医生

想要接受心理咨询时，最好选择熟知癌症治疗的心理医生。他们可以倾听你对死亡的担心，对家人的想法等所有的烦恼

社会工作者

社会工作者精通在确诊癌症之后与癌症共存的过程中所需要的医疗支援、照护支援等事务。当你担心经济问题时，他们也可以提供鼓励性的谈话

在缓和医疗病房里悠闲地调养身体

不带来痛苦的治疗

缓和医疗病房不会进行对身体造成很大负担的治疗。即便是到关键时刻，也会避免进行必须依靠呼吸机才能维持生命的治疗

大多数是单间，可以按照自己的节奏生活

和普通病房不同，和医院完全不一样。可以在单间病房里悠闲而舒适地生活。因为不是以治疗为目的，所以不会有医生一大早来查房

可以和家人一起生活

有的地方会为家人提供可以过夜的床铺。不仅可以暂时使用，很多人会在临终的时候和家人一起度过最后的时光

不以治病为目的，而是为生活提供帮助

缓和医疗门诊的目的不是治疗癌症，而是提供一个能够让你直到临终都能以自己的方式生活的场所。不同种类的工作人员也都是为了这个目标努力。从饮食和营养的咨询到"能够为家人做些什么"这些想法都可以说出来。症状恶化时，也不会进行给患者身体带来负担较大的治疗和检查。疼痛的处理，除了止痛药以外，还可以给予神经封闭治疗（即停止神经对于疼痛的感知）、姑息放疗、按摩等，可以有很多种治疗选择。

除去差额床位费，其他治疗费用都可以报销。

身体比较虚弱时可以选择缓和医疗病房

设有缓和医疗专业病房的医院也在逐渐增加。当身体状态恶化、难以保证在家生活，或者因为家庭原因没有能够护理患者的人时，就可以选择住在缓和医疗病房。

像是住在招待所一样，想要安稳地度过最后的日子而住院的人也不少。

和普通的病房不同，缓和医疗病房对生活没有任何限制。为了保证患者在任何时候都能见到家人，很多医院不会有会客时间的限制。虽然会在经济上有一定负担，但是可以在附带厨房的单间病房，且与自己家相似的环境中生活。有问题的时候，护士、主治医生也能立刻到场，会让患者感到很安心，这也是一大优点。

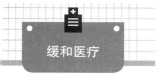

每天快乐地生活，按自己的方式迎接生命终点的到来

> 不管有没有癌症，是否放弃治疗，死亡终会到来。想一下该怎么度过最后的日子吧。

你的生命还有多久？是因为肺癌吗

肺癌进入晚期后，你会向医生询问自己还能活多久吗？主治医生是怎么回答的呢？有的医生会说"我也不知道"，也有的医生会说"大概还有半年"。但是，人的生命长短谁也无法预测。是因为癌症而死亡，还是因为寿正终寝，真的都是未知的。即便医生宣判了剩余的时间，也不要在意。你剩余的时间，取决于充实过好每一天。

试着思考一下怎么以自己的方式度过最后的日子

对于你来说，怎么才能每天都过得充实呢？这是一个难题。因为在身体健康的时候，基本上没有认真考虑过这个问题。

正因为患癌现在才开始意识到生命进入了倒计时，所以才会区分重要的和不重要的事情。有的人会觉得"以前一直在专心工作，现在想珍惜和家人在一起的时间"，也有的人想要"回到出生的故乡生活"。具体想一下，在最后的日子你想要实现哪些愿望吧。

也有"即便得了癌症，也能健康地活着"的选择

到了七八十岁，随着年龄的增长，会收到很多朋友、熟人、亲戚去世的消息。有的人想"自己也差不多这个年纪了吧"，觉得"还是不要受苦了，不如死了吧"。实际上癌症的终末期，也可以实现这个愿望。在药物治疗的过程中死亡的话另说，很多人在停止药物治疗后，可以像是睡觉一样安稳地死去。也可以选择"临终前还很有精神、健康地活着"。

现今居家治疗已经发展到一定程度，很多治疗项目可以在家进行。居家医疗可以让患者做着喜欢的事情度过临终前的日子，安稳地、像是睡着一样迎接死亡。

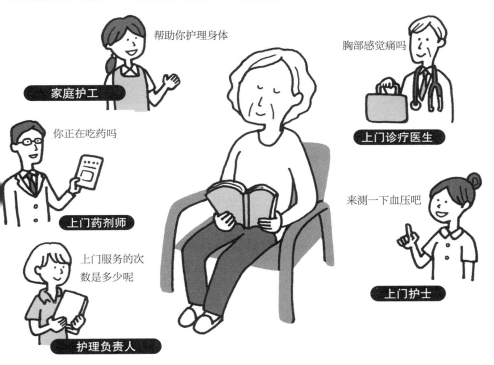

帮助你护理身体

家庭护工

胸部感觉痛吗

上门诊疗医生

你正在吃药吗

上门药剂师

来测一下血压吧

上门护士

上门服务的次数是多少呢

护理负责人

积极使用医疗·福利服务

如果你想要做着自己喜欢的事情度过临终前的日子，安稳地、像是睡着一样迎接死亡的话，就可以选择居家医疗。有家务等问题时，家庭护工会帮忙；担心身体状况时，上门诊疗医生及上门护士会帮忙检查身体。上门诊疗医生、上门护士和医院的医生、护士是不一样的。他们不会以治疗疾病为目的，而是根据你这1周或2周出现的问题，提供协助生活的医疗服务。

想要这样度过临终前的日子的话，可以去咨询当地的咨询窗口。他们可以为你介绍护理负责人，也能为之后的想法提供咨询服务。

克服复发时受到的打击，积极向前看。以下患者的
案例，对于你的治疗和生活可能会有借鉴的意义。

复发时 的 病例研究

（61岁，男性）　**"手术后3年复发。不管怎么样都想进行药物治疗"**

鳞癌
IIB 期

3年前，我因为IIB期鳞癌做了手术。术后的状态很好，祈祷"还有5
年，没事的话就是治好了"。但是，在上个月的检查过程中，发现了
有1cm左右的癌症复发灶。很奇怪的是，我反而没有想象中震惊。可
能是因为从最开始确诊，经过了手术、术后观察之后，已经做好了心
理准备吧。

现在我刚开始接受免疫检查点抑制剂治疗。每3周滴注1次，也没有
影响工作。并不是因为工作忙，而是不想因为癌症，病快快地活着。
身体状态好的时候，也会和下属喝一杯再回家。

既然已经得了肺癌，也没有办法。但是我想治好癌症，身体和心情都
不能再被癌症支配。这就是我的目标。

（76岁，女性）　**"我决定不能因为癌症死去"**

腺癌
IIIB 期

知道自己是IIIB期腺癌，从半年前开始治疗。虽然一线治疗让我的癌症
病灶变小了，但是近10cm的癌症病灶也没有消失。现在右侧的肺里还有
5cm左右的癌症病灶，接着要开始二线治疗。

丈夫也是因为癌症去世的。确诊胰腺癌后3个月就去世了。虽然已经记
不清当时的事情，但是丈夫痛苦的样子我一直记得。虽然我的身体里有
更大的癌症，但是却没有感觉到什么痛苦。虽然已经到了晚期，只要我
不说就没人能看出来，可以正常地生活。所以即便癌症不会消失，我也
不会放弃治疗。我希望就这样和癌症一起共存，再活5年、10年，生命
到了终点再死掉。

在二线治疗的停药期间，我计划和女儿、女婿一起去泡温泉。我相信实
现很多值得期待的计划，开心地度过每一天是长寿的秘诀，我会努力的。

参考文献

* 『EBM の手法による肺癌診療ガイドライン　悪性胸膜中皮腫・胸腺腫瘍含む　2016 年版』日本肺癌学会、2016（金原出版）
* 『映像情報メディカル vol.46：肺癌治療における最近のトピック』武田篤也・佐貫直子・下内欣亮、2014（産業開発機構）
* 『改訂第 5 版 がん化学療法レジメンハンドブック　治療現場で活かせる知識・注意点から服薬指導・副作用対策まで』
　　一般社団法人日本臨床腫瘍薬学会監修、遠藤一司・加藤裕芳・松井礼子編、2017（羊土社）
* 『がん化学療法クリティカルポイント　対応マニュアル』
　　宮城悦子・坪井正博監修、宮城悦子・坪井正博・太田一郎・縄田修一編、2013（じほう）
* 『がん疼痛の薬物療法に関するガイドライン 2014 年版』日本緩和医療学会、2014（金原出版）
* 『癌と化学療法 vol.43：肺癌における術後補助化学療法』内藤雅仁・坪井正博、2016（癌と化学療法社）
* 『がんの補完代替医療ガイドブック 第 3 版』「がんの代替療法の科学的検証と臨床応用に関する研究」班・
　　「がんの代替療法の科学的検証に関する研究」班、2012（日本補完代替医療学会）
* 『がん分子標的治療 vol.14：EGFR-TKI を用いた非小細胞肺がん術後補助化学療法のエビデンス』
　　武田晃司、2016（メディカルレビュー社）
* 『気管支学 vol.38：気道ステント診療指針─安全にステント留置を行うために─』
　　日本呼吸器内視鏡学会 気道ステント診療指針作成ワーキング・グループ、2016（日本呼吸器内視鏡学会）
* 『呼吸 vol.34：肺癌手術　開胸か内視鏡か』加藤治文・河野 匡・坪井正博・宮島邦治、2015（呼吸研究）
* 『国がん中央病院 がん攻略シリーズ 最先端治療 肺がん』
　　国立研究開発法人 国立がん研究センター中央病院呼吸器内科編、2016（法研）
* 『国立がん研究センターのがんとお金の本』片井 均ほか監修、2016（小学館）
* 『国立がん研究センターのがんの本　肺がん　治療・検査・療養』関根郁夫ほか監修、2011（小学館）
* 『今日の治療薬（2017 年版）』浦部晶夫・島田和幸・川合眞一編、2017（南江堂）
* 『図解 肺がんの最新治療と予防＆生活対策』坪井正博監修、2016（日東書院）
* 『ぜんぶわかる血液・免疫の事典』奈良信雄監修、2017（成美堂出版）
* 『WWaves vol.18：肺癌に対する標準手術の確立の歴史：現在との対比』池田徳彦、2012（日本癌病態治療研究会）
* 『ナーシングケア Q&A 第 19 号　徹底ガイド　肺がんケア Q&A』加藤治文監修、平野 隆・坪井正博編、2008（総合医学社）
* 『ナースのための　やさしくわかるがん化学療法のケア』坪井正博監修、渡邉眞理・坪井 香織著、2012（ナツメ社）
* 『日本癌治療学会誌 vol.48：肺がん薬物療法のトピックと肺癌診療ガイドラインの背景』坪井正博、2013（日本癌治療学会）
* 『日本緩和医療学会雑誌 vol.4：抗がん剤による末梢神経障害の特徴とその作用機序』荒川和彦ほか、2011（日本緩和医療学会）
* 『日本禁煙学会雑誌 vol.5：喫煙者肺癌患者の周術期合併症の検討』末満隆一ほか、2010（日本禁煙学会）
* 『日本呼吸器学会誌 vol.3：Topics3 近年の肺癌外科治療』池田徳彦・茜部久美・大森智一、2014（日本呼吸器学会）
* 『日本呼吸器学会誌 vol.3：Topics5　肺癌薬物療法』工藤健一郎・木浦勝行、2014（日本呼吸器学会）
* 『日本内科学会雑誌 vol.102：手技：胸腔穿刺およびドレナージ』太田祥一・鈴木 昌・西川正憲、2013（日本内科学会）
* 『日本内科学会雑誌 vol.103：1. 肺癌に対する手術療法, 縮小手術, 術前後補助療法』宮田義浩・岡田守人、2014（日本内科学会）
* 『日本内科学会雑誌 vol.103：2. 肺癌：放射線治療』中松清志・西村恭昌、2014（日本内科学会）
* 『日本内科学会雑誌 vol.103：2) 肺癌のドライバー遺伝子変異と分子標的の薬』前門戸 任、2014（日本内科学会）
* 『肺癌 vol.45：肺癌に対する気管支形成術』中山治彦・伊藤宏之・一ノ瀬修二・加藤暢介、2005（日本肺癌学会）
* 『肺癌 vol.45：ミニ開胸（VATS）による区域切除』岡田守人、2005（日本肺癌学会）
* 『肺癌 vol.50：肺癌の病理─肉眼像と組織構築の対比─』仁木利郎、2010（日本肺癌学会）
* 『肺癌 vol.56：術後補助薬物療法の役割と現状』坪井正博、2016（日本肺癌学会）
* 『肺癌患者における PD-L1 検査の手引き 第 1.0 版』日本肺癌学会バイオマーカー委員会、2017（日本肺癌学会）
* 『ベスト×ベストシリーズ　名医が語る最新・最良の治療　肺がん』光冨徹哉ほか、2012（法研）
* 『PET Journal vol.15：1. 放射線治療計画は如何に決定すべきか』髙橋健夫、2011（先端医療技術研究所）
* 『放射線治療計画ガイドライン　2016 年版』公益社団法人 日本放射線腫瘍学会編、2016（金原出版）
* 『Medical Technology vol.40：4. 肺癌』松本俊英・龍華慎一郎・佐藤雄一、2012（医歯薬出版）
* 『Medical Practice vol.29：集学的治療法の進歩とその実際 術前・術後化学療法の位置づけ
　　─そのエビデンスと治療方針─』村上修司・坪井正博、2012（文光堂）
* 『やさしく学べる　がん免疫療法のしくみ』玉田耕治、2016（羊土社）
* 『よくわかる最新医学 肺がんの最新治療』坪井正博、2013（主婦の友社）
* 『臨床・病理 肺癌取扱い規約【第 8 版】』特定非営利活動法人 日本肺癌学会編、2017（金原出版）
* 『老年医学 vol.54：1. 高齢者によくみられるがん薬物療法　1）肺がん（切除不能・転移再発非小細胞肺がん）』
　　津端由佳里・磯部 威、2016（ライフ・サイエンス）

151

●主编介绍

坪井正博
日本国立癌症研究中心东医院呼吸外科主任

生于 1961 年。1987 年毕业于日本东京医科大学医学部。在日本东京医科大学医院、日本国立癌症研究中心中央医院进修学习后，先后历任东京医科大学医学部副教授、神奈川县立癌症中心呼吸外科医长（副主任医师）、横滨市立大学医学部呼吸疾病中心外科副教授、化疗及缓和医疗部主任。自 2014 年起至今担任日本国立癌症研究中心东医院呼吸外科主任，以及横滨市立大学医学部外科客座教授。

秉承"最大限度提高患者生活质量"的理念，在肺癌围手术期治疗中不遗余力地为每名患者提供最佳的治疗方案。

出版的图书有《详细了解最新医学 肺癌的最新治疗》（日本主妇之友出版社）、《图解 肺癌的最新治疗及预防 & 生活对策》（日本日东书院）、《护士必读 轻松易懂的化疗护理》（日本护士出版社）、《癌症化疗临界点 应对手册》（日本 JIHO）等。